D1722274

Hermann Mohnert

Gesundheit und Wohlbefinden durch Zink

Das Spurenelement zur Entgiftung des Körpers und Stärkung des Immunsystems

Rezepte von Sabine Berndt-Sinz

Originalausgabe

**WILHELM HEYNE VERLAG
MÜNCHEN**

HEYNE RATGEBER
08/5271

Umwelthinweis:
Dieses Buch wurde auf chlor- und säurefreiem Papier gedruckt.

ISBN 3-453-15445-2

Inhalt

Vorwort

Zink gehört zu den wenig beachteten Spurenelementen. Zu Unrecht, wie wir heute wissen, denn Zink nimmt beinahe schon eine Sonderstellung ein. 200 Enzyme hängen von Zink ab, Zellteilung findet nur in Anwesenheit von Zink statt. Ohne Zink würden wir nicht wachsen, könnten uns nicht vermehren, bräche unsere Abwehr zusammen, und wir wären blind, haarlos und übersät mit Hauterscheinungen. Doch soweit kommt es im Alltag nicht. Schwerer Zinkmangel bildet die seltene Ausnahme, sehr viel häufiger ist ein leichter, chronischer Zinkmangel.

In diesem Buch erfahren Sie alles rund um Ihre Zinkversorgung. Sie verstehen, warum Zink so ungemein wichtig ist, und lernen die Symptome eines leichten Mangels kennen. Sie erfahren, welche Faktoren zu einem Mangel führen, wie Sie vorbeugen und ihn beheben können und ob Sie eventuell zu einer Risikogruppe gehören.

Viele kleinere und größere Leiden können Sie erfolgreich mit Zink behandeln: Haut, Haare und Nägel brauchen Zink, Wunden heilen schneller mit ihm. Zink lindert Akne und Ekzeme und schützt vor Infektionen. Vielleicht zieht schon die nächste Erkältungswelle an Ihnen vorbei. Dazu bietet Ihnen das Buch in seinem letzten Teil eine 14tägige Kur zur Stärkung Ihrer Abwehr.

Zink hält uns gesund, nur wissen es viele (noch) nicht.

Essen
für die Gesundheit

»Essen und Trinken hält Leib und Seele zusammen.« Dieses Sprichwort drückt aus, warum wir essen: Wir haben Hunger, es schmeckt, und wir möchten gesund bleiben. Im Alterum und im Mittelalter gehörte die Lehre von der Ernährung zu den Grundlagen der Medizin; als sogenannte *diaeta* umfaßte sie weit mehr, als wir heute darunter verstehen: Diät beinhaltete die gesamte gesunderhaltende Lebensführung. Erst in zweiter Linie diente eine Diät dazu, Krankheiten zu heilen oder deren Symptome zu lindern.

Heute legen immer mehr Menschen Wert darauf, ihre Gesundheit zu erhalten und so manche Krankheit zu vermeiden. Das ist gut so, und dazu trägt das, was wir essen, erheblich bei. Die Sündenböcke für vielerlei Erkrankungen liegen nämlich auf den Tellern und sind an jeder Imbißbude zu bekommen: fette und reichliche Speisen, süße Getränke. Und immer fehlt es an Vitalstoffen – Vitaminen, Mineralstoffen, Spurenelementen und essentiellen Fettsäuren. Dabei lassen sie sich durch nichts ersetzen, ein Mangel aber schränkt viele Körperfunktionen ein. Im Alltag merken wir das selten, doch wenn es darauf ankommt, fehlen uns die Reserven.

Kohlenhydrate decken unseren Energiebedarf. Fette baut der Körper ab und verwertet den dadurch gewonnenen Kohlenstoff als Baumaterial; überschüssiges Fett speichert er für schlechte Zeiten. Eiweiße liefern Aminosäuren für die unterschiedlichsten Proteine und alle Enzyme – manche Aminosäuren enthalten Stickstoff, die wiederum für den Aufbau der Erbsubstanz gebraucht werden. Was aber bewirken die Vitamine und Mineralstoffe?

Lebensnotwendige Vitamine

Ob Pflanzen, Tiere oder Menschen, alle brauchen Vitamine. Sie sind lebensnotwendig. Das steckt schon in ihrem Namen: *Vita* kommt aus dem Lateinischen und heißt »Leben«; mit dem Anhängsel »-amine«, das bedeutet Stickstoffverbindungen, wollten die Forscher ihre Struktur bezeichnen. Anfangs glaubte man nämlich, daß alle Vitamine Stickstoff enthielten; tatsächlich trifft das jedoch nur für einen Teil der Vitamine zu. Vitamine kann unser Körper nicht selbst herstellen, wir müssen sie mit der Nahrung zu uns nehmen. Eine einzige Ausnahme gibt es: das Vitamin D, das mit Hilfe des Sonnenlichts in der Haut gebildet wird. Anthropologen vertreten die Ansicht, daß einst alle Menschen eine dunkle Hautfarbe hatten. Bevölkerungsgruppen, die in den kühlen, sonnenarmen Norden wanderten, verloren die dunklen Pigmente: Die hellere Haut konnte das wenige Sonnenlicht besser zur Vitamin-D-Produktion nutzen.

Vitamine brauchen wir nur in geringsten Mengen, der Bedarf bewegt sich im Bereich von wenigen Milligramm täglich. Im Laufe eines Lebens verzehren wir durchschnittlich 74 Tonnen Lebensmittel und Getränke, die Vitamine machen davon jedoch nur etwa ein Pfund aus. Und doch brauchen die 70 Billionen Körperzellen sie zum Leben. Derzeit kennt man 13 Vitamine, wobei jedes einzelne ganz bestimmte Funktionen im Stoffwechsel übernimmt.

Vitamine und ihre Wirkung / Funktion im Körper

Fettlösliche Vitamine	
A	Sehfähigkeit, Haut- und Schleimhäute, Wachstum, Schutz vor Freien Radikalen
D	Kalziumeinlagerung in Knochen und Zähnen, Kalzium- und Phosphorhaushalt, Nerven, Muskelzellen, Energiestoffwechsel
E	Schutz vor Umweltgiften, UV-Strahlung und Freien Radikalen, Durchblutung und Blutgefäße, Bindegewebe, Keimdrüsen und Schwangerschaft
K	Blutgerinnung, Knochen

Wasserlösliche Vitamine	
B1	Zuckerstoffwechsel (Abbau der Kohlenhydrate), Nervensystem
B2	Haut und Nägel, rote Blutkörperchen, Fett-, Kohlenhydrat- und Eiweißstoffwechsel, Wachstum
B6	Eiweißstoffwechsel, Nervensystem, Wachstum, Gehirnarbeit
B12	Bildung roter Blutkörperchen, Zellteilung und -wachstum
Niacin	Kohlenhydrat- und Fettstoffwechsel, Herz, Nerven, Gehirn, Haut (Kollagenbildung, Feuchtigkeitsregulierung), Sauerstoffversorgung
Folsäure	Zellbildung, rote Blutkörperchen, Eiweißstoffwechsel, Immunsystem
Biotin	Haut, Haare, Fingernägel, Zusammenarbeit von Nerven und Muskeln, Zellteilung, Fettstoffwechsel
C	Abwehr, elastische Haut und Bindegewebe, Knochen, Zähne, Wundheilung, Eisenverwertung, Schutz vor Freien Radikalen
Pantothensäure	Kohlenhydrat-, Fett- und Eiweißstoffwechsel, Wundheilung, Hormonbildung, Zusammenarbeit von Nerven und Muskeln, Abwehr

Vitamine sind keine Einzelgänger, sondern jedes bildet einen Teil in einem riesengroßen Puzzle; Mineralien gehören ebenso dazu wie bestimmte Eiweißstoffe, die Enzyme. Vitamin E zum Beispiel schützt Vitamin A, braucht aber Magnesium; Vitamin A wiederum wird nur in Anwesenheit von Zink in das Sehpigment eingebaut. Ein starkes Team bilden Vitamin B12 und Kobalt. Auch Vitamin D und K arbeiten partnerschaftlich zusammen, wenn sie die Mineralien in die Knochen einlagern. Folsäure tut ohne Eisen, Vitamin C und B12 überhaupt nichts. Die meisten Vitamine sind Bestandteil von Enzymen, die ohne diese Partner nicht funktionieren können.

Erst das harmonische Zusammenspiel aller Einzelteile hält uns gesund. Mangelt es an einem Partner, dann wirkt sich das auch auf alle anderen aus. Lange Zeit betrachteten Ernährungswissenschaftler und Mediziner nur die Vitamine. Mineralstoffe und Spurenelemente hatten es schwer, sich zu behaupten. Ein Zinküberzug schützt das Auto vor dem Rosten, aus Eisen, Chrom und Mangan machen die Techniker Edelstahl für Kessel, Kochtöpfe und Spülen. Das wissen die meisten. Wer aber denkt bei Metallen an die Nahrung?

Ohne Mineralstoffe läuft nichts

Mineralien bauen die Erdkruste auf. Die Pflanzen ziehen die Mineralien mit ihren Wurzeln aus der Erde und bauen sie in organische Verbindungen ein; über die Nahrungskette landen die Mineralien dann beim Menschen. Von unserem gesamten Körpergewicht entfallen etwa fünf Prozent auf Mineralien. Bei einem 70 Kilogramm schweren Mann sind das 3,5 Kilogramm Kalzium, Kalium, Natrium, Magnesium und Co. Ihr Einfluß wiegt jedoch schwerer als ihr tatsächliches Gewicht. Mineralien halten das Wasser im Körper zurück; ohne sie würden wir austrocknen. Sieben Mineralien kommen in größeren Mengen vor: Kalzium, Natrium, Kalium, Magnesium, Chlor, Phosphor und Schwefel. Man nennt sie Mengenelemente – zu ihnen gehören übrigens auch Sauer-, Kohlen-, Wasser- und Stickstoff, die jedoch keine Mineralien sind – und grenzt sie damit gegen die Spurenelemente ab.

Die Funktion / Wirkung der sieben mineralischen Mengenelemente und ihre Menge im Körper

Kalzium	Knochen und Zähne, Nervenimpulse und Muskelarbeit, Blutgerinnung	1500 g
Natrium	Wasserhaushalt, Säure-Base-Haushalt, Nervenimpulse und Muskelarbeit	110 g
Kalium	Wasserhaushalt, Nervenimpulse und Muskelarbeit	140 g

Magnesium	Energiegewinnung, Nervenimpulse und Muskelarbeit, Enzyme, Immunsystem	20–30 g
Chlor	Magensäure, Säure-Basen-Haushalt	70 g
Phosphor	Zellstoffwechsel, Knochen und Zähne, vielfältige Aufgaben	700 g
Schwefel	Bindegewebe, Haut und Fingernägel, Baustein für Aminosäure	140 g

Der Unterschied zwischen Mineralstoff und Spurenelement liegt in der Menge. Spurenelemente kommen nur in äußerst geringen Mengen vor: Alle zusammen wiegen je nach Körpergröße und -gewicht zwischen fünf und zehn Gramm; der Tagesbedarf an allen Spurenelementen paßt auf einen halben Teelöffel. Dieses »bißchen« entscheidet in hohem Maß über Gesundheit und Krankheit, Wohlbefinden und Leistungsfähigkeit. Spurenelemente stecken in Hormonen und Enzymen, regeln den Stoffwechel und beteiligen sich an den meisten biochemischen Reaktionen. Ohne diese Hochleistungsmaschinen könnten wir nicht wachsen, riechen, hören, schmecken, uns nicht vermehren, kein Blut bilden, das Immunsystem würde zusammenbrechen, und Schad- und Abfallstoffe würden uns vergiften. Ohne die Spurenelemente funktioniert das Leben nicht. Einige gelten als absolut lebensnotwendig, über andere sind sich die Wissenschaftler uneinig, ob wir sie tatsächlich brauchen. Bei vielen kennt man die Funktion nicht; einige wenige nur sind giftig.

Die wichtigsten Spurenelemente und ihre Gesamtmenge im Körper

Eisen	4–5 g
Kupfer	80–120 mg
Mangan	10–30 mg

Jod	10–20 mg
Chrom	bis zu 6 mg
Zink	2–4 g
Selen	10–100 mg
Molybdän	20 mg
Kobalt	ca. 10 mg

Kleine Mengen – große Wirkung

Die Spurenelemente sind der Motor des Stoffwechsels – jedes für sich ist einzigartig und durch nichts zu ersetzen. 46 Mineralstoffe fanden die Wissenschaftler bisher in unserem Körper; zieht man die sieben Mengenelemente ab, dann bleiben 39 Spurenelemente. Von vielen Elementen weiß niemand, ob wir sie tatsächlich brauchen; umgekehrt erwies sich manche giftige Substanz als sehr wichtig. Bei den extrem geringen Mengen der Spurenelemente gilt mehr als sonst der Spruch des Paracelsus: Die Dosis macht das Gift.

Kleines ABC der Spurenelemente

Aluminium: Das Leichtmetall gilt als schädlich; beim Einatmen von Aluminiumstaub bildet sich eine Staublunge, die als Berufskrankheit anerkannt ist. Gutes weiß man von Aluminium nicht zu berichten, außer daß es im Alltag sehr praktisch ist. Alzheimer-Patienten weisen deutlich mehr Aluminium in ihren Gehirnzellen auf als Gesunde. Aluminium findet man in Pilzen, Tomatenmark, Backpulver, Karotten und im Grünen Tee. Vegetarier schlucken etwas mehr Aluminium als Mischköstler; wer in Alutöpfen kocht, erhöht ebenfalls seine tägliche Dosis. Zum Glück geht der allergrößte Teil des Spurenelements, fast 99 Prozent, unangetastet durch den Darm hindurch. Die tatsächlich aufgenommenen Mengen gelten als harmlos und werden von einer gesunden Niere wieder ausgeschieden.

Antimon: Das giftige Metall kommt in unserem Körper nur in geringsten Mengen vor.

Arsen: Es ist das klassische Mordgift, und dennoch verzehren wir täglich Arsen. Es steckt in der ganz normalen Nahrung, allerdings nur in wenigen millionstel Gramm. Mit diesen Mengen kommt unser Körper gut zurecht. Es scheint sogar, als brauchten wir Arsen für bestimmte Reaktionen im Eiweißstoffwechsel. Wenn man Hühner, Ratten und Ziegen mit absolut arsenfreier Nahrung füttert, hören sie auf zu wachsen. Zink und Selen wirken als Gegenspieler des Arsens; sie vermindern seine Giftwirkung.

Barium: Das giftige Metall wird schnell wieder ausgeschieden. Man nutzt es als Kontrastmittel beim Röntgen, als Anstrichfarbe und in Form eines löslichen Salzes als Rattengift.

Beryllium: Hier gibt es keinerlei Diskussion, Beryllium ist gefährlich. Es reichert sich im Körper an; eine chronische Belastung schädigt Milz und Leber und löst geschwulstähnliche Wucherungen aus.

Blei: Es ist allgegenwärtig, und der Wind sorgt dafür, daß auch Almkühe in entlegenen Tälern und grönländische Eisbären ihren Teil abbekommen. Blei schädigt die Leber, zerstört die Blutkörperchen und Nerven und vergiftet die Nieren.

Bor: Genaues weiß man nicht. Bor scheint den Mineralstoffwechsel anderer Spurenelemente, etwa des Kalziums, günstig zu beeinflussen. Wir nehmen relativ viel Bor mit der Nahrung auf, und gewiß werden die Wissenschaftler noch Überraschendes über Bor herausfinden.

Brom: Forscher vermuten, daß Brom zu den lebensnotwendigen Substanzen gehört, wissen aber noch recht wenig darüber.

Cäsium: Es läßt sich annähernd mit Rubidium vergleichen (siehe dort).

Chrom: Ein Auto ohne Chrom fährt weiter, wir Menschen werden krank. Chrom beeinflußt die Schilddrüse und wird für das Insulin gebraucht. Ein Chrommangel erhöht die Werte für Blutfett und

Blutzucker. Experten schätzen, daß weite Teile der Bevölkerung ihren erforderlichen Tagesbedarf nicht decken.

Eisen: Eisen sorgt für eine gesunde Gesichtsfarbe und macht munter. Das liegt nahe, denn Eisen bringt den Sauerstoff zu den Zellen und schafft das Kohlendioxid weg. Für ein Spurenelement haben wir ungeheure Mengen an Eisen in uns, nämlich 4 bis 5 Gramm, und doch entspricht das gerade dem Gewicht eines mittelgroßen Nagels. Diese wenigen Gramm verteilen sich auf die 25 Billionen roten Blutkörperchen und bestimmte Enzyme und färben die Muskeln rot.

Fluor: Ob wir Fluor brauchen, wissen die Forscher nicht. Aber weil es den Zahnschmelz festigt und vor Karies schützt, empfehlen es Kinderärzte dringend für ihre kleinen Patienten.

Germanium: Diesem Element haftet noch Geheimnisvolles an. Immer wieder wird Germanium als wirksamer Inhaltsstoff der Ginsengwurzel ins Gespräch gebracht; man findet es auch im Heilwasser von Lourdes, in Knoblauch, Aloe vera, Beinwell, einigen Pilzen und chinesischen Heilkräutern. Doch Genaues weiß man nicht. Tatsache ist, daß wir es leicht aufnehmen und später mit dem Urin wieder ausscheiden. Das spricht dafür, daß es durchaus eine wichtige Rolle spielen könnte.

Gold: Man nutzt das edle Metall in der Rheumatherapie, ansonsten gilt es (im Körper) als unerwünscht.

Jod: Die Schilddrüse braucht Jod, sonst bildet sie einen Kropf. Soweit kommt es heutzutage selten, aber unter einer vergrößerten Schilddrüse leiden mehr Menschen, als man ahnt. Jodmangel während der Schwangerschaft kann zu einer Fehlgeburt führen oder die geistige und körperliche Entwicklung des Kindes verzögern.

Kadmium: Es steht nach Blei an zweiter Stelle in der Liste der giftigen Spurenelemente in der Luft. Kadmium reichert sich in der Niere an; Zink und Vitamin C verdrängen Kadmium aus dem Körper.

Kobalt: Kobalt ist Teil des Vitamin B12, und nur zusammen können sie funktionieren. Kleinste Mengen reichen aus; das Vitamin braucht 0,1 Mikrogramm Kobalt pro Tag (ein Mikrogramm entspricht einem tausendstel Milligramm). Unser Körper kann Kobalt nur zusammen mit Vitamin B12 aus Fisch, Fleisch, Milch und Eiern aufnehmen.

Kupfer: Das Metall aktiviert bestimmte Enzyme und ist selbst aktiver Bestandteil von mindestens 16 weiteren lebenswichtigen Enzymen. Kupfer und Zink stehen in enger Beziehung zueinander. Wir brauchen Kupfer für Blutbildung, Hormonabgabe, Zellwachstum, Eiweißstoffwechsel und den Aufbau von Nervenfasern. Achtung: Saures Trinkwasser, das durch Kupferleitungen fließt, kann bei Babys zu einer lebensgefählichen Kupferbelastung führen.

Lithium: Sehr wahrscheinlich ist Lithium essentiell notwendig für das Wachsen und Vermehren. Psychiater nutzen Lithium zur Therapie von Depressionen; allerdings liegen die therapeutische und die giftige Dosis nahe beieinander.

Mangan: Wie beim Kupfer sind viele Enzyme auf Mangan angewiesen; sie wirken mit beim Aufbau des Bindegewebes, der Blutgerinnung und des Immunsystems. Die übliche Ernährung deckt den Tagesbedarf. Mangan zählt zu den wenigen Spurenelementen, die auch in höherer Dosis als relativ ungiftig gelten.

Molybdän: Pflanzen brauchen Molybdän, um Stickstoff zu binden. Ohne Stickstoff gibt es kein Eiweiß, und die Pflanzen verkümmern. Tiere können auf Molybdän nicht verzichten, bei uns entgiftet und schützt es die Nieren.

Nickel: Nickel kennen wir vor allem als Auslöser der Nickelallergie. Gegenwärtig diskutieren die Forscher, ob Nickel ein essentielles Spurenelement ist – vieles deutet darauf hin, denn es aktiviert einige wichtige Enzyme.

Palladium: Es ist Bestandteil von Zahnlegierungen, gilt als giftig und ist möglicherweise als Verursacher an Hirnstörungen beteiligt.

Platin: Das Schwermetall wird vielseitig in Technik und Industrie genutzt.

Quecksilber: Das Metall reichert sich in Fischen und Pilzen an; es ist ein gefährliches Zell- und Nervengift. Eine akute Vergiftung kann tödlich verlaufen, chronische Vergiftungen äußern sich anfangs durch Befindlichkeitsstörungen. Später werden die Symptome stärker und eindeutiger. Erstaunlicherweise vertragen die allermeisten Menschen quecksilberhaltige Amalgamfüllungen lange Zeit ohne Beschwerden.

Rubidium: Um die Jahrhundertwende versuchten die Ärzte, mit Rubidium Herz- und Hirnerkrankungen zu heilen. Es ist in Mineralwässern enthalten; ein Mangel löst bei Ziegen eine Fehlgeburt aus.

Selen: Vor 100 Jahren galt Selen als hochgiftig, heute macht es hingegen als Schutzfaktor Karriere. Selen schützt die Zellen vor den aggressiven Freien Radikalen, stärkt das Immunsystem, verringert die Wirkung giftiger Spurenelemente und krebsauslösender Substanzen und beugt mit großer Wahrscheinlichkeit Rheuma, Herz-Kreislauf- und Magen-Darm-Erkrankungen vor.

Silber: Silber ist giftig und hat deshalb im Körper auch nichts zu suchen.

Silizium: Hafer, Hirse, Kartoffeln und Mineralwasser enthalten reichliche Mengen an Silizium. Wir brauchen es für den Aufbau von Knochen, Knorpeln und Bindegewebe sowie von Haut, Haaren und Nägeln.

Strontium: Es ähnelt dem Kalzium, wird ebenfalls in den Knochen abgelagert und ist harmlos, wenn nicht gar nützlich. Ganz anders wirkt sein radioaktiver Vetter, das Strontium 90: Es schädigt Knochen und Knochenmark.

Tellur: Darüber weiß man (noch) nichts. Wir nehmen etwa die Hälfte des aufgenommenen Tellurs auch in den Körperkreislauf auf.

Thallium: Thallium ist an sich hochgiftig und dient unter anderem als Mittel gegen Ratten.

Titan: Titan verläßt unseren Körper sofort wieder.

Vanadium: Über Vanadium weiß man relativ wenig, die Experten vermuten günstige Wirkungen. So soll es Karies reduzieren und den Blutzucker senken.

Wismut: Wismutsalze schützen die Schleimhaut des Magens. In höheren Dosen stören sie die Hirnfunktionen.

Yttrium: Man nutzt das Metall in der Elektronik und Reaktortechnik und fand es auch als Spurenelement.

Zink: Das Metall ist die Entdeckung der letzten Jahre. Wir brauchen es für eine gesunde Haut und schöne Haare. Zinkmangel schwächt die Abwehr und macht unfruchtbar.

Zinn: Das Magenhormon Gastrin enthält Zinn. Es reguliert die Magensäure, regt die Bildung von Verdauungssekreten an und bringt die Magen-Darm-Muskulatur auf Trab. Ob Zinn lebenswichtig für uns ist, weiß man heute noch nicht. Zinnhaltige Konservenbüchsen sollten Sie nicht offen stehenlassen, denn der Zinngehalt steigt stark an.

Zirkonium: Es ist noch eine große Unbekannte. Zirkonium wird mit der Galle ausgeschieden; möglicherweise hat dies etwas mit dem Fettstoffwechsel zu tun.

Der Kreislauf des Zinks

Zink in der Natur

Von allen Elementen in der Erdkruste steht Zink mengenmäßig an 24. Stelle. Im Durchschnitt findet man in einer Tonne Erdkruste etwa 70 Gramm Zink. Das Metall kommt nie elementar vor, sondern ist immer an andere Stoffe gebunden. Man findet es als Zinkoxid (Mineral Zinkit), Zinksilikat (Mineral Hemimorphit), Zinkkarbonat (Mineral Zinkspat oder Smithsonit), als Zinkoxid vermischt mit Mangan und Eisen (Mineral Franklinit) oder als Zinksulfid (Mineral Sphalerit oder Zinkblende).

Die Menschen entdeckten früh die Vorzüge des Zinks; seine Erze kannten schon unsere Vorfahren in der Bronzezeit. Aber erst im Jahre 1746 gelang es dem deutschen Chemiker Andreas Sigismund Marggraf, Zink als reines Metall zu isolieren – es ist ein bläulichweißes Element mit glänzender Oberfläche. Bald darauf begann die Industrie das Metall zu verwerten. Messing beispielsweise ist eine Legierung aus Zink und Kupfer; eine Eigenschaft macht es besonders wertvoll: Zink überzieht sich an der Luft sofort mit einer Schutzschicht aus Zinkoxid und Zinkkarbonat – das schützt die tieferliegenden Schichten vor dem Rosten.

Daß Zink auch im Stoffwechsel des Menschen eine bedeutende Rolle spielt, entdeckte man erst in diesem Jahrhundert. 1934 wiesen amerikanische Foscher nach, daß junge Ratten ohne Zink nicht wachsen und gedeihen können. Einige Jahre später beschrieben Kollegen eine Zinkmangelkrankheit beim Schwein. Nun wußte man zwar, daß viele Säuger Zink brauchen, aber wozu, und was machte der Körper mit diesem Metall? Englische Wissenschaftler fanden eine der vielen Funktionen des Zinks: Es ist Teil eines Enzyms und somit unverzichtbar für dessen Funktion. In den sechziger Jahren untersuchten Ärzte junge Männer in Ägypten und im Iran. Sie waren auffallend klein und in ihrer Geschlechtsentwicklung zurückgeblieben. Als Ursache stellte man Zinkmangel aufgrund einer rein vegetarischen Ernährung fest. Wie die Ratten und Schweine brauchen also auch wir Menschen Zink. Zink galt fortan als essentielles Spurenelement.

Zinkvorkommen: Wo und wieviel

in der Erdkruste als Mineral	ca. 70 Gramm pro Tonne
im Meerwasser	ca. 0,6 Mikrogramm pro Liter
im Süßwasser	0,5–10 Mikrogramm pro Liter
im Boden	3–50 Mikrogramm pro Gramm
in höheren Pflanzen	10–150 Mikrogramm pro Gramm
in Meeresfischen	3–10 Mikrogramm pro Gramm
im Säugetiermuskel	10–50 Mikrogramm pro Gramm
in der Säugerleber	30–50 Mikrogramm pro Gramm

Der Weg durch den Menschen

Zink kommt in Pflanzen und in Tieren vor; es ist universell. Mineralstoffe stecken in der Erde. Im sauren Bodenmilieu setzen sie sogenannte Ionen frei, elemtentare elektrisch geladene Teilchen, die die Pflanze mit ihren Wurzeln aufnimmt. Pflanzen, Mikroorganismen und Tiere – nahezu alle Lebewesen brauchen Zink. Folglich findet man Zink in fast allen Nahrungsmitteln, und über die Pflanzen oder pflanzenfressenden Tiere landet es schließlich in unserem Magen. Dort zerlegen die Magensekrete die Verbindungen, und das Zinkion sucht sich alsbald einen neuen Partner – eine Aminosäure oder andere organische Säuren oder Komplexe, wie die pflanzliche Phytinsäure etwa.

Resorption

Erst im Darm gelangt das Zink durch die Darmschleimhaut in den menschlichen Körper, es wird resorbiert. Aber das ist nicht immer einfach: Am ehesten gelingt der Eintritt in den Körper, wenn sich das Zinkion mit einem Eiweißmolekül verbindet. Weil Fisch, Fleisch und Eier reichlich Eiweiß enthalten, erleichtern sie die Resorption; die Muttermilch enthält eine ganz spezifische Transportverbindung, die beim Neugeborenen die Zinkversorgung sicherstellt.

Anders sieht es beim Getreide aus. Die Pflanzen enthalten die sogenannte Phytinsäure, die das Zink an sich bindet und eine Resorption verhindert. Zink aus einer rein pflanzlichen Kost wird sehr schlecht verwertet. Paradoxerweise nehmen wir mit Vollkornbrot zwar Zink zu uns, tatsächlich aber dringt mit Weißbrot, das sehr viel weniger Zink enthält, mehr von dem Metall in uns ein. Beim »Veredeln« zum Weißmehl gehen Zink und Phytinsäure verloren. Mit dem wenigen Zink, das übrigbleibt, kann unser Körper aber etwas anfangen; er resorbiert es. Mit einem Trick können Sie Ihrem Darm helfen, mehr Zink aus Vollkornbrot herauszuholen: Trinken Sie ein Glas Milch dazu; die freien Aminosäuren des Milcheiweißes binden Zink an sich und verhindern so das Entstehen des unnützen Zink-Phytinsäure-Komplexes.

Der Körper kann die Zinkaufnahme und die Ausscheidung nach Bedarf steuern. Braucht er viel Zink, dann nimmt er es verstärkt über den Darm auf; dieser verwertet die Nahrung besser. In Rattenversuchen konnten die Wissenschaftler Aufnahmeraten zwischen 30 und 100 Prozent ermitteln. Enthält die Nahrung hingegen nur wenig Zink, dann holen bestimmte Transportverbindungen das Metall in den Körper hinein. Zuviel Zink scheidet der Körper über die Leber mit der Gallenflüssigkeit und den Sekreten der Bauchspeicheldrüse wieder aus.

Verteilung

Im Blut schwimmt Zink nicht frei umher, sondern wird von einem sogenannten Träger transportiert. Transferrin ist so ein Träger: Es bringt das Zink von der Darmschleimhaut über die Pfortader zur Leber. Da es auch Eisen transportiert, kann eine Konkurrenz zwischen beiden Spurenelementen entstehen. Im Blut wird Zink vor allem an Albumin gebunden und zu den Zielorganen gebracht.

Im Körper des erwachsenen Menschen sind durchschnittlich zwei bis drei Gramm Zink enthalten; damit ist Zink nach Eisen das zweithäufigste Spurenelement. Im Körper verteilt es sich wie folgt: Das meiste Zink befindet sich in der Muskulatur, nämlich 60 Prozent. Dann folgen die Knochen mit 20 bis 30 Prozent, der Rest verteilt sich auf Haut und Haare, Leber und Prostata und die übrigen Organe. Fast das gesamte Zink liegt in den Zellen, nur fünf Prozent des Bestands treiben im Blut. Sperma enthält hundertmal mehr Zink als dieselbe Menge Blutserum.

Zinkgehalt der Organe
(in Milligramm pro Kilogramm Organgewicht)

Knochen	210 mg/kg
Nieren	55 mg/kg
Bauchspeicheldrüse	29 mg/kg
Gehirn	14 mg/kg
Leber	60 mg/kg
Herz	33 mg/kg
Lunge	15 mg/kg
Plazenta	10 mg/kg

Zellen, Gewebe und Organe, in denen viele Zellteilungen stattfinden, bekommen und verbrauchen viel Zink. In Leber, Pankreas, Niere und Milz wird das Zink sehr schnell umgesetzt; die Organe sind auf ständigen Nachschub angewiesen. Gemächlicher geht es in den Knochen und den roten Blutkörperchen zu: Sie nehmen Zink nur langsam auf und halten es lange fest. Zink wird im Skelett und in den Muskeln abgelagert, bei ungeborenen Kindern in der Leber.

Jedes Mineral steht in Beziehung zu anderen Mineralien. Zum Beispiel ähneln sich Zink und Kupfer in ihren physikalisch-chemischen Eigenschaften, im Körper ist jedoch eines der Gegenspieler des anderen. Eine hohe Zinkkonzentration senkt den Kupferspiegel, was durchaus zu einer Blutarmut führen kann; umgekehrt verringern hohe Kupferwerte den Zinkgehalt. Das nutzt man auch therapeutisch. Überschüssiges Kupfer lagert der Körper in Gehirn- und Nervenzellen an, wo es schädlich wirkt; mit hohen Zinkgaben kann man es bekämpfen. Ein anderes Beispiel ist Eisen: Es sitzt in den roten Blutkörperchen und transportiert den Sauerstoff. Hohe Zinkkonzentrationen beschleunigen den Eisenumsatz; ein schnellerer Umsatz verkürzt wiederum die Lebensdauer der roten Blutkörperchen. Weitere Wechselwirkungen mit Zink kennt man bei Chrom, Nickel, Mangan, Kobalt, Blei, Kadmium, Kalzium und Arsen.

Ausscheidung

Der größte Teil des Zinks wird mit dem Stuhl ausgeschieden. Diese Menge setzt sich zusammen aus dem nichtabsorbierten Zink aus der Nahrung, aus abgeschilferten Darmwandzellen und dem Zink, das mit den Verdauungssäften aus Leber und Bauchspeicheldrüse abgeht. Die Menge des mit dem Stuhl ausgeschiedenen Zinks richtet sich nach dem aufgenommenen Wert und dient als Maß für die Zinkversorgung des Körpers. Die Nieren geben nur wenig Zink frei, etwa 0,3 bis 0,6 Milligramm pro Tag; bei vielen Erkrankungen erhöht sich dieser Wert. Ebenfalls geringe Mengen verlieren wir mit dem Schweiß, rund 1,2 Mikrogramm Zink pro Milliliter – bei einem Liter Schweiß wären das 1,2 Milligramm, bei fünf Litern Schweiß entspricht der Verlust dem halben Tagesbedarf.

Zinkgehalt von Körperflüssigkeiten (in Milligramm pro Liter)

Blutplasma	0,86–1,34 mg/l
Rote Blutkörperchen	9,2–16,1 mg/l
Harn	0,13–0,66 mg/l
Muttermilch	0,32–5,3 mg/l
Schweiß	0,5–1,58 mg/l
Speichel	0,05 mg/l
Sperma	50–200 mg/l

Die Funktionen des Zinks

Zink spielt eine Schlüsselrolle für zahlreiche biochemische Vorgänge in unserem Körper. Ohne Zink funktioniert praktisch nichts. Seitdem in den vierziger Jahren aus den roten Blutkörperchen das erste zinkhaltige Enzym isoliert wurde, fanden die Wissenschaftler rund 200 weitere Enzyme, die entweder Zink enthalten oder von Zink abhängig sind. Ohne Zink kann sich die Erbsubstanz DNA nicht duplizieren, ohne Zink ist eine Synthese von Proteinen nicht möglich. Alle wachsenden und sich teilenden Zellen brauchen Zink: Spermien, Haut- und Schleimhautzellen, Abwehrzellen und natürlich das werdende Kind im Mutterleib. Zink mischt mit im Stoffwechsel von Hormonen und Vitamin A, ermöglicht die Wundheilung, steht in enger Beziehung zum Insulin und stabilisiert die Körperzellen. Außerdem schützt Zink den Körper vor den aggressiven Freien Radikalen, vor einer Vergiftung mit Schwermetallen und entarteten Zellen.

Zink und die Enzyme

Enzyme bringen Tempo in den Stoffwechsel: Reaktionen, die unbeeinflußt Jahre und Jahrzehnte in Anspruch nehmen würden, verlaufen mit Hilfe der Enzyme in Sekundenbruchteilen. Es sind Eiweißteilchen, die sich zu einem komplizierten dreidimensionalen Gebilde zusammenfinden. Die eigentliche Arbeit wird in einem kleinen Abschnitt ausgeführt, dem sogenannten aktiven Zentrum. Und genau dort sitzt bei vielen Enzymen ein Metallion, wie zum Beispiel Zink. Viele Vitamine und Spurenelemente sind Partner eines Enzyms, und ohne diese Partner könnte es nicht arbeiten. Ohne arbeitende Enzyme steht alles Leben still. Zink und seine Kollegen kurbeln den Stoffwechsel an.

Die Biochemiker schätzen, daß es etwa 40 000 verschiedene Enzyme gibt – jedes mit einer anderen Aufgabe. Jede Zelle hat ihre eigene Enzymausstattung. Enzyme spalten chemische Verbindungen und bauen neue auf, sie übertragen bestimmte Substanzen und wandeln Strukuren um; Enzyme bauen die Nahrung ab und den Körper auf. Bei vielen Stoffwechselreaktionen geht es mehr oder weniger immer um dasselbe: Eine Substanz, ein Molekül, gibt ein Elektron an ein anderes Molekül ab, oder es empfängt ein Elektron von einem anderen Molekül. Das Hin- und Herreichen von Elektronen erledigen Metallionen besonders gut. Die Natur hat gelernt, diese besondere Eigenschaft der Metallionen für sich zu nutzen.

Zink ist unverzichtbarer Bestandteil von mindestens 15 Enzymen. Zusätzlich aktiviert es eine Reihe weiterer Enzyme; ihnen gibt Zink den Anstoß, ihre Arbeit aufzunehmen. Je nach seiner speziellen Aufgabe ruft eine Störung im System bestimmte Mangelerscheinungen hervor. Hier einige Beispiele für zinkhaltige Enzyme und die Folgen einer Störung:

- Alkalische Phosphatase: Zwischenprodukte des Stoffwechsels häufen sich an.
- Alkoholdehydrogenase: Alkohol wird nicht abgebaut, es kommt zur Vergiftung.
- Carboanhydrase: Das Milieu wird sauer.
- Verschiedene Peptidasen: Eiweiße werden nicht mehr verdaut, dem Körper fehlen die Aminosäuren zur eigenen Synthese.
- Glutamat-Dehydrogenase: Der Stoffwechsel der Aminosäuren, der Bausteine der Eiweiße, ist gestört.
- Malatdehydrogenase: Ein Weg der Zelle, Energie zu gewinnen, ist versperrt.

Woher kommen aber die Enzyme? Die Zellen bauen ihre Enzyme selbst. Der Bauplan dazu liegt in der Erbsubstanz DANN, die eine Kopie des Bauplans, die sogenannte RNA, an die Eiweißfabriken der Zelle weitergibt. Dort werden die vielen Aminosäuren exakt nach Plan zu einem komplexen Eiweiß aneinandergekoppelt, dem späteren Enzym. Auch für diese Vorgänge benötigt der Körper Zink; und nicht nur das Enzym braucht Zink, sondern auch die Zelle selbst, um die Enzyme herzustellen. Das zeigt, wie gravierend ein Zinkmangel sich auswirken kann.

Fast überall dabei

Die genaueren Details, welchen Einfluß Zink bei welchen Vorgängen nimmt, erfahren Sie später im Zusammenhang mit den Anwendungen. Hier folgt ein erster Überblick über die enorme Vielfalt der Funktionen.

Zink und die Abwehr

Das Metall wirkt über mehrere Mechanismen auf das Immunsystem. Zunächst ermöglicht es überhaupt erst die Zellteilung und -reifung. Die Zellen des Immunsystems teilen und vermehren sich außerordentlich schnell, geben Botenstoffe ab und bilden Antikörper; für all diese Synthesen brauchen sie Zink. Zinkmangel läßt die Thymusdrüse schrumpfen, wo eigentlich eine Gruppe weißer Blutkörperchen heranreift, die sogenannten T-Lymphozyten, eine schlagkräftige Truppe innerhalb des Abwehrsystems.

Zink und Hormone

Zink wirkt einmal bei der Synthese des Hormons der Bauchspeicheldrüse, des Insulins mit, zum anderen speichert der Körper das Insulin in Form eines Zink-Insulin-Komplexes; über das Insulin hat Zink entsprechend weitreichenden Einfluß auf den Blutzuckergehalt.
Ein niedriger Zinkspiegel begünstigt den Umbau des männlichen Geschlechtshormons Testosteron in eine deutlich wirksamere Form, die Akne und Prostata beeinflußt. Auch die anderen Sexual- und Wachstumshormone reguliert Zink; das Thymusdrüsenhormon Thymulin ist bei seinen Aktivitäten ebenfalls abhängig vom Zink.

Zink und Freie Radikale

Freie Radikale sind aggressive, zerstörerische, kleinste Teilchen, die bei jeder Reaktion mit Sauerstoff entstehen. Sie attackieren alles, was sie erreichen können, machen uns krank und lassen uns altern. Im Idealfall verfügt der Körper über ausreichende Mechanismen, das zerstörerische Treiben zu unterbinden. Zink trägt wesentlich mit dazu bei: Es wirkt über Enzyme, die Freie Radikale »einfangen« und in harmlosere Verbindungen überführen.

Zink und Vitamin A (Retinol)

Der Körper nutzt zinkabhängige Enzyme zur Herstellung des Retinols und dessen Transport zur Netzhaut.

Zink und Prostaglandine

Prostaglandine sind hormonähnliche Substanzen mit sehr vielfältigen Wirkungen. Man kennt über 30 verschiedene Prostaglandine, die nahezu alle Körperfunktionen beeinflussen. Am ehesten spüren wir ihr Wirken bei Schmerz, Fieber und Entzündungen; sie mischen aber auch mit bei Herz- und Kreislauffunktionen, im Magen-Darm-Kanal und bei Abwehrreaktionen. Für die Synthese der Prostaglandine braucht der Körper unter anderem Zink.

Zink und Schwermetalle

Zink unterdrückt die Resorption von Schwermetallen. Es schützt in gewissem Umfang vor Vergiftung und kann bestimmte giftige Metalle aus dem Körper verdrängen.

Zink und die Psyche

Zink ist indirekt an der Synthese bestimmter Botenstoffe im Gehirn beteiligt, die wiederum unsere Stimmungslage beeinflussen.

Zink und die Zellstruktur

Zink hält die äußere Zellmembran elastisch und die inneren Strukturen der Zelle, das sogenannte Zytoskelett, aufrecht: Winzigste Fäden spannen ein Netz quer durch die Zelle, an dem sich die

Zellbestandteile orientieren; ohne diese Struktur kann sich die Zelle nicht teilen.

Zink und Gene

Sogenannte »Zinkfinger« an den Genen verleihen der Erbsubstanz eine bestimmte Struktur, an die sich wieder andere Substanzen binden und Synthesen auslösen. Das hat mit Zellteilung und Enzymsynthese zu tun.

All diese Einzelreaktionen haben große Wirkungen: Zink beeinflußt die Sinnesfunktionen, das Wachstum, die Bildung von Haut und Schleimhäuten, die Synthese der Blut- und Abwehrzellen, Fortpflanzung und vieles weitere mehr. Ohne Zink geht praktisch nichts.

Zinkmangel – Symptome und Ursachen

Zinkmangel betrifft alle Körperzellen; ganz besonders leiden Zellen, die sich stark teilen müssen. Die Folgen zeigen sich überall im Körper: an der Haut, im Magen-Darm-Kanal, an Nerven, Sinnesorganen und Psyche, Abwehr und Wundheilung. Die Symptome eines Zinkmangels sind so vielfältig wie die Wirkungen des Spurenelements. Das erschwert natürlich die Diagnose.

Schwerer Zinkmangel ist die Ausnahme. In den sechziger Jahren beschrieben Wissenschaftler erstmals junge Männer in Ägypten und im Iran, die in Wachstum und Geschlechtsentwicklung deutlich zurückgeblieben waren. Sie alle hatten sich ausschließlich pflanzlich ernährt und litten unter einem massiven Mangel an Zink. Ihr Körper konnte das Zink aus der Pflanzennahrung nicht verwerten. 1973 wurde nachgewiesen, daß die erbliche Hautkrankheit Akrodermatitis enteropathica auf einer Störung des Zinkstoffwechsels beruht; die Ärzte gaben damals einem erkranktem Baby hochdosiertes Zink und konnten sein Leben retten. Mittlerweile kennen die Mediziner eine Reihe von Erkrankungen, die einen Zinkmangel hervorrufen und klinische Symptome auslösen.

Sehr viel häufiger als diese schweren Erkrankungen ist ein leichter, chronischer Zinkmangel. Er wird meist nicht entdeckt, verursacht keine akuten Symptome und richtet doch Schaden an.

Der verborgene Mangel

Eine unzureichende Versorgung mit Spurenelementen, insbesondere mit Zink, scheint weiter verbreitet zu sein, als viele annehmen. In einer Untersuchung in Österreich an scheinbar gesunden jungen Männern und Frauen zwischen 20 und 30 Jahren stellte sich heraus, daß jeder zweite zuwenig Zink im Körper hatte. Auch in einer anderen Studie entdeckten die Ärzte einen chronischen Mangel an Spurenelementen: Von 1750 Menschen im Großraum Wien lagen bei 74,5 Prozent die Werte für Zink, Selen oder Molybdän unter dem Sollwert; nur 8,5 Prozent verfügten über einen ausreichend hohen Spiegel dieser drei Spurenelemente. In der Bundesrepublik dürften die Werte kaum besser liegen: Ein latenter Zinkmangel ist in großen Teilen der Bevölkerung wahrscheinlich. In all diesen Fällen laufen die normalen biochemischen Vorgänge ohne Störungen ab, im Alltag merkt man nichts davon. Erst bei besonderen und vor allem langanhaltenden Belastungen fehlt das Zink, und erste Mangelsymptome treten auf.

Diese ersten Anzeichen erscheinen diffus, uncharakteristisch und könnten hundert andere Ursachen haben. Die meisten Betroffenen nehmen sie nicht ernst, ignorieren die Erscheinungen, die doch eher an eine Befindlichkeitsstörung denken lassen als an Zinkmangel.

Erste Anzeichen eines leichten Zinkmangels

Müdigkeit	geringe Belastbarkeit
geringe Streßresistenz	depressive Verstimmung
Nervosität	schlechter Geruchs- und Geschmackssinn
häufige Infekte	verzögerte Wundheilung
brüchige Fingernägel	Einrisse im Mundwinkel
brüchige Haare	frühzeitig graue Haare
trockene, schuppige Haut	Menstruationsstörungen
Appetitmangel	Sehschwäche in der Dunkelheit

Schlechte Wundheilung und unerfüllter Kinderwunsch

Fortgesetzter Zinkmangel kann stärkere Symptome hervorrufen als »nur« Befindlichkeitsstörungen. In diesen – zugegebenermaßen sehr seltenen – Fällen führt der Weg früher oder später zum Arzt.

Durch Zinkmangel hervorgerufene Symptome sind:

- **Wachstum und Vermehrung:** Wachstumsstörungen, Libido-mangel, Potenzstörungen, Unfruchtbarkeit, mangelnde Spermienbildung, vorzeitiges Altern, starke Abmagerung
- **Haut und Schleimhäute:** Hautveränderungen, weiße Flecken oder Furchen an den Fingernägeln, Blasenbildung an den Beugefalten der Finger, Streckfalten an Hüften, Brust und Schultern, Ausschläge mit starkem Juckreiz, Haarausfall, Verdauungsstörungen und Durchfälle
- **Muskulatur:** Zittern, Muskelschwäche, Bewegungs- und Gehschwierigkeiten
- **Psyche:** Angst, Verwirrtheit, Antriebsmangel, Teilnahmslosigkeit, Depressionen, Aggressivität
- **Augen:** innere Augenverletzungen, trockene Augen, Augenveränderungen, Nachtblindheit, Probleme mit der Hell-Dunkel-Anpassung
- **Geruchs- und Geschmacksstörungen**
- **Abwehrschwäche**

Die Ursachen

Zinkmangel kann vielerlei Ursachen haben; das kann in der Ernährung liegen, durch den Lebensstil gefördert oder durch eine Krankheit hervorgerufen werden.

Die Nahrung enthält zuwenig Zink

Mit einer gesunden, vollwertigen Mischkost geben wir unserem Körper alle Nährstoffe, die er braucht. Umgekehrt gilt: Je stärker wir das Essen verfeinern – mit Weißbrot, poliertem Reis, geschältem Obst, Fertiggerichten –, desto mehr Zink bleibt auf der Strecke, denn Fett und Zucker enthalten kein Zink. Katastrophal fällt die Zinkversorgung aus bei Fastenkuren, einseitigen Diäten oder unüberlegter radikaler Einschränkung der Nahrungszufuhr –

sie liegt bei annähernd Null. Vegetarier sind ebenfalls gefährdet, denn die pflanzliche Nahrung enthält weniger Zink als Fisch und Fleisch.

Der Darm nimmt Zink nicht auf

Öfter, als man denkt, kann der Darm die angebotenen Nährstoffe gar nicht verwerten. Beispielsweise nützt Zink aus pflanzlicher Nahrung praktisch nichts. Schuld ist die sogenannte Phytinsäure, die in Getreide und Gemüse reichlich enthalten ist. Sie bildet jedoch mit Zink einen schwer löslichen und für den menschlichen Darm kaum verwertbaren Komplex: Das Zink hängt fest und rutscht ungenutzt durch den Darm hindurch – gerade die eigentlich gesunden Vollkornprodukte erweisen sich hinsichtlich der Zinkversorgung also als untauglich. Tierisches Eiweiß hingegen verhindert die Komplexbildung – die Wurst auf dem Vollkornbrot schmeckt nicht nur lecker, sie erfüllt auch einen guten Zweck. Kalzium und Phosphate bilden ebenfalls unproduktive Komplexe mit Zink. Erkrankungen der Verdauungsorgane – Magen, Darm, Leber und Bauchspeicheldrüse – vermindern die Zinkaufnahme und führen dazu noch zu erheblichen Zinkverlusten. Die Patienten geraten leicht in einen Teufelskreis: Die entzündete Schleimhaut verhindert die Zinkresorption, während das fehlende Zink die Heilung der Schleimhaut verzögert.

Der Körper braucht mehr Zink

Das klassische Beispiel für einen erhöhten Bedarf an Vitaminen und Mineralstoffen sind schwangere Frauen und stillende Mütter. Sie müssen nicht nur ihren eigenen Bedarf decken, sondern geben auch reichlich Vitalstoffe an ihr Kind weiter. Vermutlich dienen die plötzlich auftretenden neuen Vorlieben und Abneigungen bestimmten Speisen gegenüber in den ersten Schwangerschaftswochen dazu, daß sich die Frau richtig und den Umständen entsprechend ernährt.

Unser Körper gibt das Zink wieder ab – über Stuhl, Harn und Schweiß. Je mehr Zink abgeht, um so mehr muß nachgeliefert werden, der Bedarf an Zink steigt. Mehr Zink als üblich brauchen Sie demnach, wenn Sie unter chronischem Durchfall leiden, regelmäßig Abführmittel oder über eine längere Zeit harntreibende Mittel einnehmen, entsprechende Heiltees trinken, eine Entschlackungskur durchführen oder viel schwitzen. Zu den letzteren Betroffenen gehören vor allem Sportler und Saunaliebhaber.

Die Nieren scheiden zuviel Zink aus

Entschlackungs-, Darmreinigungs- und Fastenkuren befreien den Körper von unnützem Ballast, Schlacken und Altlasten. Fasten ist ein uraltes Heilverfahren und hat gerade heute wieder seine Berechtigung, doch bei all diesen Kuren scheiden die Nieren mehr Zink aus als üblich, und nach einigen Wochen kann es durchaus zu einem latenten Mangel kommen.

Bestimmte Erkrankungen erhöhen die Zinkausscheidung mit dem Harn: Diabetiker sind sehr stark davon betroffen, fast alle leiden unter Zinkmangel. Gleiches gilt für Nierenkranke und Alkoholiker.

Medikamente und Schwermetalle beeinflussen den Zinkhaushalt

Eine ganze Reihe Medikamente erhöhen den Zinkbedarf. Entweder sie wirken als Zinkräuber und stören den Zinkstoffwechsel oder sie erhöhen die Ausscheidung des Zinks. Medikamente, die den Zinkspiegel drücken, sind die Antibabypille, Kortikoide, Antibiotika, Chelatbildner, Mittel zur Neutralisierung der Magensäure (Antiazida), Isoniazid (ein Tuberkulosemittel), Cholesterinsenker, Anabolika, harntreibende Mittel (Diuretika) und Abführmittel.

Schwermetalle wie Kupfer, Blei oder Quecksilber konkurrieren mit Zink um die Transporteiweiße, die die Substanzen durch die Darmschleimhaut transportieren; Zink wird verdrängt.

Akute Ereignisse, die mit hohem Zinkverlust einhergehen

Bei traumatischen körperlichen Ereignissen fällt der Zinkspiegel plötzlich und rapide ab. Dazu gehören Herzinfarkt, Operationen und großflächige Verbrennungen. Der Körper verlagert dabei das Zink aus dem Blut in die Gewebe, vor allem in die Leber; wahrscheinlich wird es dort für die Produktion von Eiweißstoffen benötigt.

Krankheiten stören den Zinkspiegel

Infektionen und Entzündungsreaktionen verbrauchen Zink. Bei chronischen Erkrankungen, wie zum Beispiel einer Arthritis, kann es mittelfristig zu einem Zinkmangel kommen. Blutmangel und Tumore stören die Verteilung des Zinks im Körper. Nierenleiden, Leber-, Pankreas- und Darmerkrankungen, Tumore und Diabetes erhöhen die Zinkausscheidung.

Nicht einfach: Wieviel Zink habe ich?

Sicher möchten Sie nun wissen, ob Ihr Körper ausreichend mit Zink versorgt ist. Doch das ist gar nicht so einfach. Die Experten streiten über Sinn und Zweck der Meßmethoden, die Untersuchungen sind aufwendig und teuer, und wenn ein Wert vorliegt, dann gibt es nicht einmal Einigkeit darüber, ob er noch normal oder schon zu niedrig ist. Dazu kommt, daß im Körper nichts statisch ist: Er bringt das Zink immer dorthin, wo es gerade gebraucht wird. Da herrscht ein stetes Hin und Her, und jede Messung gibt nur den augenblicklichen Zustand im jeweils untersuchten Material wieder.

Die Zinkkonzentration im Blut schwankt im Laufe des Tages erheblich. Selbst wenn man am Morgen mehrmals hintereinander Blut entnimmt und den Zinkgehalt mißt, weichen die Werte um etwa zehn Prozent voneinander ab. Ändert man die Tageszeit, dann nehmen die Schwankungen bis auf 25 Prozent zu. Dazu kommt die individuelle Situation des Patienten: Wie alt ist er, wann hat er was gegessen, steht er unter Streß, bahnt sich eine Erkältung an? Blutanalysen geben stärker als jede andere Messung nur den momentanen Stand wieder. Das wird verständlich, wenn man bedenkt, daß das Zink im Blut vor allem transportiert wird; seine Funktionen aber erfüllt das Spurenelement zum allergrößten Teil in den Körperzellen. So kann es vorkommen, daß die Zinkwerte im Blut zufriedenstellend, die in den Zellen aber entschieden zu gering sind. Die Blutanalyse täuscht einen falschen Zustand vor. Als Normalwert gelten heute 70 bis 127 Mikrogramm Zink pro Zehntelliter Blutserum.

Mehr Aussagekraft haben Messungen des Blutzinks und gleichzeitig der Konzentration des sogenannten Metallothioneins. Dieses Eiweiß wird von der Bauchspeicheldrüse produziert, in den Dünndarm abgegeben und bildet dort einen Komplex mit den Zinkionen; das Metallothionein bindet und transportiert das Zink. Wenn beide Werte niedrig sind, weist das auf einen Zinkmangel hin. Viel Metallothionein und wenig Zink deuten an, daß gerade eine Umverteilung des Zinks im Körper stattfindet. Sichere Rückschlüsse auf die tatsächliche Zinkversorgung des Körpers erlauben auch die neueren Methoden: Man mißt, wie aktiv bestimmte zinkhaltige Enzyme sind – fleißige Enzyme sind ausreichend versorgt, eine geringe Aktivität kann Zinkmangel als Ursache haben. Die Mineralstoffe lassen sich auch im Urin messen, Aussagen zur Zinkversorgung sind jedoch nicht möglich. Abweichungen von der Norm gibt es praktisch nur bei krankhaften Zinkverlusten oder einem massiven Überangebot. Recht gute Werte erhält man mit der Bestimmung des Zinkgehalts im Stuhl: Mit dem Stuhl geht das Zink ab, das nicht vom Darm aufgenommen wurde, plus die Verluste über Leber und Bauchspeicheldrüse. Die Messungen sind aufwendig und erfolgen nur im Rahmen von Forschungsarbeiten. Eine derzeit beliebte Methode ist die Haaranalyse. Gut ausgestattete Labors können rund 30 Mineralien messen. Der Zinkgehalt in den Haaren ergibt ein gutes Durchschnittsbild des Zinkstatus der letzten drei Monate; bei einer anhaltenden Unterversorgung mit Zink nimmt auch die Menge im Haar ab. Damit läßt sich ein latenter Mangel recht gut ermitteln. Als Normalwert werden mit 177 bis 207 Mikrogramm Zink pro Gramm Haar angegeben.

Bei einer Haaranalyse müssen Sie folgendes beachten: Zinkhaltige Antischuppen-Haarshampoos täuschen einen höheren Wert vor, und gebleichte und dauergewellte Haare verlieren durch die chemische Behandlung Zink. Ihre Haare sollten in den letzten sechs Monaten also weder getönt noch gebleicht, weder gefärbt noch dauergewellt worden sein. Auch natürlich graue Haare täuschen einen zu niedrigen Zinkwert vor. Rostige Scheren, Haarspitzen und Kontaminationen verfälschen die Werte ebenfalls.

Fazit: Die Analysen sind teuer, aufwendig und keineswegs immer aussagekräftig. Bei Krankheiten wird der Arzt eine Bestimmung durchführen lassen, in allen anderen Fällen sind Sie hingegen vor allem auf eigene Beobachtungen angewiesen. Beobachten Sie sich und die Art und Weise, wie Sie sich ernähren. Ein Schnelltest zur Selbstdiagnose ist unter »Geruchs- und Geschmacksstörungen« auf Seite 76 beschrieben.

So stimmt Ihre Zinkversorgung

Theorie und Wirklichkeit

Es kann Ihnen also niemand, weder Arzt noch Ernährungswissenschaftler, weder Heilpraktiker noch Gesundheitsberater, exakt sagen, wieviel Zink Sie haben, brauchen, verzehren und aufnehmen. Alle angegebenen Werte beruhen auf Schätzungen. Manches kann man zwar messen, zum Beispiel, wieviel Zink wir im Laufe eines Tages mit dem Stuhl und dem Urin abgeben; realistisch ist auch die Hochrechnung, welche Mengen an Mineralien wir mit dem Schweiß ausschwemmen. Doch wenn es um den Gehalt in der Nahrung geht oder gar darum, wieviel unser Körper tatsächlich aufnimmt und verwertet, täuschen die Werte eine Genauigkeit vor, die es so nicht gibt.

Nehmen wir eine Banane: Die Chemiker können aufs Tausendstelgramm genau bestimmen, wieviel Zink diese Banane enthält. Nun nehmen Sie eine andere Banane und lassen Sie den Zinkgehalt messen – Sie erhalten einen ganz anderen Wert. Vielleicht handelt es sich um eine andere Bananensorte, sie wuchs auf einer anderen Plantage, vielleicht kommt sie sogar von einem ganz anderen Kontinent. Hier spielen unzählige Faktoren mit hinein – Boden, Anbau, Reife, um nur einige zu nennen. Um nun überhaupt einen annähernden Wert zu erhalten, messen die Wissenschaftler sehr viele Bananen und ermitteln den durchschnittlichen Zinkgehalt. Diese Zahl taucht dann in der Tabelle auf: 100 Gramm Banane enthalten 210 Mikrogramm Zink. Mit der Banane, die Sie letztlich essen, hat diese Angabe etwa so viel gemeinsam wie ein VW-Käfer mit einem Daimler der S-Klasse – beides sind Autos.

Was in Ihrem Körper mit dem Zink geschieht, gleicht einem großen Puzzle, das noch keiner gelöst hat. Mit dem ersten Bissen beginnt die Verdauung: Die Zähne zerkleinern die Banane; der Speichel verflüssigt sie zu einem Speisebrei – erste Enzyme bauen schon die Stärke ab. Im Magen greift Salzsäure die Nahrung an, das Enzym Pepsin zerlegt das Eiweiß in kleinere Bruchstücke. Der Magen knetet dann alles ordentlich durch und bereitet den Brei vor für den Darm. Im Zwölffingerdarm wird der saure Speisebrei neutralisiert und mit Gallensaft und Enzymen versetzt. Nun wird wirklich alles aufgespalten: Kohlenhydrate in Einfachzucker, Eiweiße in Aminosäuren, Fette in Fettsäuren und Glyzerin; Mineralstoffe und Spurenelemente werden aus ihren Verbindungen gelöst und gehen neue ein. Tausende von chemischen Reaktionen laufen ab, es brodelt und gärt, trennt und vereinigt sich. Währenddessen schiebt der Darm die Nahrung voran und durchmischt sie immer wieder aufs neue. Die Darmschleimhaut nimmt die Nährstoffe durch bestimmte Zellen auf und gibt sie weiter an die Blutgefäße oder in die Lymphbahn. Teils sind das aktive Vorgänge, teils gleiten die Nährstoffe einfach hindurch, wieder andere brauchen sogenannte Trägerstoffe. Um diese Trägerstoffe konkurrieren die Nährstoffe miteinander.

Zink und alle anderen Vitalstoffe dringen nicht einfach so durch die Darmschleimhaut in den Körper. Dazu gibt es ausgeklügelte Mechanismen, die je nach Nachfrage eingesetzt werden. Wenn der Bedarf an einem bestimmten Vitamin, Mineralstoff oder Spurenelement gedeckt ist, beachtet der Körper das Angebot im Darm nicht: Er kann die Vitalstoffe nicht speichern und braucht sie auch nicht. Im umgekehrten Fall, wenn ein Mangel vorliegt, holt sich der Körper, was er bekommen kann. Er wertet die Nahrung besser aus.

Wieviel Zink nun wirklich in den Körper gelangt, weiß man nicht. Allgemein schätzt man, daß zwischen zehn und 40 Prozent des mit der Nahrung aufgenommenen Zinks von der Darmschleimhaut aufgenommen werden. Von den 210 Mikrogramm der Banane wären das zwischen 21 und 84 Mikrogramm Zink – das sind Unterschiede von immerhin 400 Prozent. Lassen Sie sich nicht irre machen von den »exakten« Zahlen. Wichtiger ist, daß Sie die Zusammenhänge verstehen und Ihre Ernährung etwas mehr daran ausrichten. Damit haben Sie schon sehr viel gewonnen.

Richtwerte:
Soviel braucht der Mensch

Der tatsächliche Bedarf ist ganz individuell. Im Einzelfall hängt er von Ihrem Alter und Gesundheitszustand ab, ob Sie Sport treiben, häufig in die Sauna gehen, Mann oder Frau sind und vor allem davon, wie Sie sich ernähren. Gesunde Frauen brauchen etwas weniger als Männer, es sei denn, sie sind schwanger. Während einer Schwangerschaft wächst generell der Bedarf an Vitaminen und Mineralstoffen, schließlich versorgt die Frau das werdende Kind mit; das gleiche gilt natürlich für stillende Mütter. Was Ihnen fehlt, können Sie auch nicht an das Kind weitergeben. Schwangere und Stillende müssen den Nährstoffbedarf für zwei decken; nicht an Kalorien, aber an Vitalstoffen.

Als Anhaltswerte gelten folgende Angaben (in Milligramm):

Säuglinge in den ersten sechs Monaten (Zufuhr mit der Muttermilch)	3–4 mg
Säuglinge bis 1 Jahr	5 mg
Kinder zwischen 1 und 10 Jahren	7–11 mg
Kinder zwischen 10 und 15 Jahren	12–15 mg
gesunde Frauen	12 mg
gesunde Männer	15 mg
schwangere Frauen	15 mg
stillende Mütter	22 mg

Täglich scheiden wir etwa drei Milligramm Zink mit dem Stuhl, Urin oder Schweiß aus. Dieser Verlust muß mit der Nahrung ausgeglichen werden. Weil nur ein Bruchteil des Zinks tatsächlich vom Körper aufgenommenen wird, geben die Ernährungswissenschaftler den fünffachen Wert als Richtgröße für den täglichen Bedarf an, nämlich rund 15 Milligramm.

Kinder und Jugendliche brauchen im Verhältnis zu den Erwachsenen mehr Zink: Das wird verständlich, wenn man die Rolle des Zinks bei den Wachstumsvorgängen bedenkt. Ältere Menschen brauchen ebenfalls mehr Zink, denn es schützt das Augenlicht, fördert das Gedächtnis und unterstützt die Wundheilung; nicht zuletzt wehrt eine starke Abwehr so manche Erkältungsviren und Schlimmeres ab. Dem erhöhten Bedarf steht in vielen Fällen eine verminderte Zinkzufuhr gegenüber: Der Körper verwertet ganz allgemein die Nahrung schlechter als in jüngeren Jahren, und viele Menschen ernähren sich zudem recht einseitig.

Mehr Zink als üblich brauchen Sie, wenn Sie
- unter bestimmten Erkrankungen leiden, insbesondere unter Verdauungsstörungen
- Diabetiker sind
- gerade eine Krankheit überwunden haben oder operiert wurden und sich in der Rekonvaleszenzphase befinden
- bestimmte Medikamente einnehmen, etwa Sulfonamide, Antibiotika oder auch »nur« die Antibabypille
- viel Alkohol trinken
- einer Schwermetallbelastung ausgesetzt sind
- öfters Diät halten, Darm- oder Entschlackungskuren machen
- sich einseitig oder vegetarisch ernähren
- unter Dauerstreß stehen
- viel Sport betreiben und / oder häufig die Sauna besuchen
- Zinkmangelsymptome entwickeln.

Die besten Zinklieferanten

Zink steckt in fast allen Nahrungsmitteln: Die Pflanzen ziehen Zink aus dem Boden, pflanzenfressende Tiere nehmen Zink mit der Nahrung auf, und die Fleischfresser bekommen es mit ihrem Futter. Alle brauchen Zink, alle haben Zink. Die Unterschiede liegen in der Konzentration und der sogenannten »Bioverfügbarkeit«. Relativ zinkreich sind alle Nahrungsmittel tierischen Ursprungs, also

Fleisch, Innereien, Fisch, Schalentiere, Hummer, Milch, Eier und Käse; eine Spitzenstellung nehmen die Austern ein. Fett enthält kein Zink, es zählt einzig das Muskelfleisch – dabei nimmt der Zinkgehalt von Rind über Kalb, Schaf und Schwein zu Geflügel und Fisch ab.

Zinkgehalt in tierischen Nahrungsmitteln (in Milligramm pro 100 Gramm)

Rinderfilet	3,6 mg/100g	**Rind, Roastbeef**	2,5 mg/100g
Schweinefilet	3,6 mg/100g	**Schweinekotelett**	1,3 mg/100g
Schweineschulter	3,5 mg/100g	**Kalbsfilet**	4,3 mg/100g
Huhn, Pute	2–3 mg/100g	**Fisch**	1–2 mg/100g
Innereien	0,9–6 mg/100g	**Eier**	0,3–0,5 mg/100g
Milch	0,2–0,4 mg/100g	**Käse**	1–5 mg/100g

Die pflanzlichen Nahrungsmittel weisen im Vergleich zu den tierischen deutlich niedrigere Zinkwerte auf. Eine Ausnahme bilden Getreide sowie einige Gemüse- und Obstsorten.

Zinkgehalt in pflanzlichen Nahrungsmitteln (in Miligramm pro 100 Gramm)

Mehl	0,3–3,5 mg/100g	**Zucker**	0,1 mg/100g
Kartoffeln	0,2–0,3 mg/100g	**Obst**	0,1–0,3 mg/100g
Gemüse	0,1–1,0 mg/100g	**Pflanzenöl**	0,1–0,2 mg/100g
Karotten	0,64 mg/100g	**rote Rüben**	0,59 mg/100g
Sauerkraut	0,32 mg/100g	**Blumenkohl**	0,23 mg/100g
Kopfsalat	0,22 mg/100g	**Radieschen**	0,16 mg/100g

Vollkorngetreide enthält reichlich Zink, bei der »Veredelung« zum weißem Feinmehl gehen mit der Schale jedoch Zink und andere Mineralstoffe verloren; das zeigt die folgende Tabelle: Mit jeder Verarbeitungsstufe verliert das Korn an Wert, so daß Brot je nach Mehlart unterschiedliche Zinkmengen enthält.

**Zinkgehalt verschiedener Weizenprodukte
(in Milligramm pro 100 Gramm)**

Weizen, ganzes Korn	2,5–3,5 mg/100g
Weizenkleie	8–10 mg/100g
Weizenmehl, Type 1700	1–1,5 mg/100g
Weizenmehl, Type 1050	0,6–1,5 mg/100g
Weizenmehl, Type 405	0,3–0,6 mg/100g
Weizenvollkornbrot	1,6 mg/100g
Weizentoastbrot	0,6 mg/100g

Mindestens genauso wichtig wie der Zinkgehalt ist die »Bioverfüg-barkeit«: Das ist die Menge des jeweiligen Spurenelementes, die der Körper tatsächlich nutzen kann. Bei Getreide ist die Bioverfügbarkeit des Zinks gering: Zwar gelangt mit dem vollen Korn reichlich Zink in den Darm, doch dieser kann es nicht verwerten – schuld ist die Phytinsäure im Getreide, denn sie bildet mit dem Zink einen schwer löslichen Komplex, der die Darmschleimhaut nicht durchdringen kann. Gleichgültig, wie dringend die Körperzellen Zink anfordern, das kostbare Spurenelement rutscht durch den Darm und wird mit dem nächsten Stuhlgang wieder ausgeschieden. Vegetarier müssen deshalb ganz besonders auf eine ausreichende Zinkversorgung achten.

Praktische Tips

Der durchschnittliche Esser deckt seinen Zinkbedarf zu einem Drittel aus Fleisch und zu zwei Dritteln aus Milch, Milchprodukten, Eiern, (Vollkorn-)Getreide und den restlichen Lebensmitteln und Getränken. In bezug auf Zink sind Fleischesser im Vorteil: Aus einer Mischkost nimmt der Körper 20 bis 40 Prozent des darin vorhandenen Zinks auf, bei einer rein pflanzlichen Mahlzeit ist der Anteil geringer. Aber es gibt einige Tips und Tricks, wie Sie Ihre Zinkaufnahme verbessern können:

- Nehmen Sie täglich genügend Zink zu sich. Der Zinkspiegel im Blut sinkt zwölf Stunden nach einer zinkfreien Mahlzeit um die Hälfte ab.
- Müsli ist das (fast) ideale Frühstück. Es macht satt und liefert reichlich Vitamine und Nährstoffe. Nur das Zink kann der Körper nicht verwerten. Sie verbessern die Aufnahme, indem Sie etwas Milch oder Joghurt unterrühren, das Getreide vorher einweichen oder Vitamin C zugeben. Das können ein Glas Grapefruitsaft, kleingeschnittene Orangen, Zitronensaft oder Sanddornsaft sein.
- Backen Sie Ihr Vollkornbrot mit natürlichem Sauerteig. Die Bakterien aus Sauerteig und Hefe aktivieren ein Enzym, das bis zu 70 Prozent der Phytinsäure abbaut.
- Hülsenfrüchte verlieren durch Kochen ebenfalls einen Teil der Phytinsäure.
- Pflanzensamen und Bohnen können Sie ankeimen lassen und mit den Keimlingen Salate, Gemüse oder Eintöpfe verfeinern.
- Bei Obst und Gemüse sitzt das Zink direkt unter der Schale. Obst aus dem Bioanbau müssen Sie nicht schälen; wässern Sie es nur kurz, ein langes Wasserbad schwemmt die Mineralien aus.
- Achten Sie auf eine gute Mischung von Eiweiß und Zink. Eiweiße fördern die Resorption.

Wenn die Nahrung allein nicht reicht

Den ganz normalen täglichen Abbau und die Ausscheidung des Zinks können Sie in aller Regel durch eine gesunde Mischkost ausgleichen. Zinkhaltige Gerichte sind zahlreich, und gewiß ist auch einiges für Ihren Geschmack dabei. Dennoch kann eine zusätzliche Gabe von Zinkpräparaten angebracht und angemessen sein.

Wenn Ihr Bedarf erhöht ist

Versuchen Sie zuerst mit Hilfe besonders zinkhaltiger Lebensmittel die Zinkzufuhr und die Resorption zu erhöhen. Das geht natürlich nur in einem gewissen Umfang, es sei denn, Sie essen mehr. Für die Deckung des weiteren Bedarfs bieten Reformhäuser, Apotheken und Drogerien eine Vielzahl an Nahrungsergänzungsmitteln an: Diese Präparate enthalten etwa den Tagesbedarf und verursachen keinerlei Nebenwirkungen oder gar eine Überdosierung. Der Gesetzgeber unterscheidet strikt zwischen Nahrungsergänzungsmittel und Arznei – die ersteren fallen unter das Lebensmittelgesetz, sind frei verkäuflich und gelten als harmlos. Mit ihnen können Sie Ihren Zinkbedarf vollständig decken.

Wenn Sie sich vor Krankheiten schützen möchten

Die nächste Grippewelle kommt bestimmt. Zink erhöht und stabilisiert die Abwehrkraft des Körpers; das schützt vor Krankheiten und kann in Einzelfällen die Krankheitsdauer verkürzen. Lassen Sie sich in der Apotheke beraten: Wieviel Sie brauchen, hängt von Ihrer individuellen Situation ab. Arzneimittel enthalten eine höhere Dosis und sollten nicht über einen längeren Zeitraum unkontrolliert eingenommen werden – möglicherweise kommt für Sie auch eine Kombination mit anderen Vitalstoffen in Frage.

Wenn Sie mit Zink Krankheiten therapieren wollen

Außer bei medizinisch gesehen banalen Erkrankungen wie Husten, Schnupfen und Heiserkeit sollten Sie das nicht in eigener Verantwortung tun. Vor jeder Therapie steht die Diagnose durch einen erfahrenen Arzt; er wird auch Ihren Zinkstatus messen und eine geeignete Dosis festsetzen – vorausgesetzt, Zink ist die richtige Therapie.

Tips zur Einnahme von Zinkpräparaten

- Halten Sie sich an die angegebene Dosierung.
- Achten Sie auf den Zeitabstand zwischen der Zinkeinnahme und der nächsten Mahlzeit. Das Präparat müssen Sie eine Stunde vor der Mahlzeit einnehmen; bei einem kürzeren Abstand wird das Zink möglicherweise vom Darm nicht aufgenommen.
- Wenn Sie die Tabletten oder Dragees nicht schlucken können, kaufen Sie Kapseln, die sich leicht öffnen oder aufschneiden lassen; das Pulver rühren Sie dann in ein Getränk oder in einen Brei. Mittlerweile gibt es auch Brausetabletten.
- Nehmen Sie Zinkpräparate nicht gleichzeitig mit Eisen oder Kupfersalzen ein. Diese Spurenelemente behindern sich gegenseitig.
- Zink verträgt sich nicht mit einer Chelattherapie.
- Nehmen Sie Zinkpräparate nicht über eine längere Zeit ein. Gegebenenfalls können Sie Ihren Zinkstatus überprüfen lassen: Fragen Sie in der Apotheke oder im Reformhaus nach einem geeigneten Schnelltest.
- Organisch gebundenes Zink nimmt der Körper besser auf als anorganische Verbindungen; Zinksulfat selbst ist ein mineralisches Salz, also anorganisch. Organische Säuren wie die Orotsäure (Zinkorotat), Glukonsäure (Zinkglukonat), Aspartat (Zinkaspartat) und die Aminosäure Histidin (Zinkhistidin) sind geeignete Transportmittel für das Zink. Sie schleusen das Spurenelement in die Zellen hinein.

Der Beipackzettel

Nahrungsergänzungsmittel haben keinen Beipackzettel. Ihre Dosierung liegt etwa bei der empfohlenen Tagesdosis, und man kann praktisch nichts falsch machen.

Bei Arzneimitteln schreibt das Gesetz einen Beipackzettel vor: Darin stehen die Nebenwirkungen, Wechselwirkungen und Gegenanzeigen. Nebenwirkungen gibt es beim richtigen Gebrauch von Zinkpräparaten nicht. Einzige Ausnahme ist eine Zinkallergie, die aber extrem selten ist. Zu Wechselwirkungen kommt es, wenn Sie gleichzeitig Medikamente einnehmen, die Eisen oder Kupfer enthalten: Diese drei Spurenelemente stören sich, wie bereits erwähnt, gegenseitig, und dann wirkt keines mehr. Als Gegenanzeigen gelten Nierenschäden; in diesem Fall sollten Sie überhaupt nichts ohne Rücksprache mit Ihrem Arzt einnehmen. Fragen Sie im Zweifelsfall den Apotheker, ob das Zinkpräprat für Sie wirklich unbedenklich ist. Das gilt insbesondere dann, wenn Sie andere Medikamente einnehmen müssen oder an chronischen Erkrankungen leiden.

Vergiftungen mit Zink kennt man praktisch nur aus der Arbeitswelt: In einer Gießerei etwa kann es passieren, daß die Arbeiter Zinkoxiddämpfe einatmen. Denkbar wäre eine Vergiftung auch, wenn ein säurehaltiges Getränk lange Zeit in einem zinkhaltigen Gefäß (Messing) aufbewahrt wurde. Das schmeckt dann aber so intensiv nach Metall, daß Sie es eher ausspucken, als daß es zu einer Vergiftung kommt.

Ein dauerhaft hoher Zinkspiegel ist aber auch nicht gut. Spätestens dann, wenn das Zink andere Mineralien wie Kupfer, Eisen oder Kalzium verdrängt, stellen sich Mangelerscheinungen ein. Als erste Symptome gelten ein Metallgeschmack auf der Zunge, Kopfschmerzen, Müdigkeit, Erbrechen, häufiger Stuhlgang. Zuviel und zu lange ist eben auch nicht gesund.

Zink in allen Lebenslagen

Zink für Kinder

Kinder leiden besonders stark unter einem Zinkmangel: Sie haben keinen Appetit, ihr Geschmack ist gestört, sie wachsen langsamer. Bereits Schwangere sollten auf eine ausreichende Versorgung mit Zink achten; gleiches gilt, wenn Sie Ihr Kind stillen, wie Sie schon wissen: Das Baby braucht Zink zum Wachsen, für das Reifen des Immunsystems, für die sexuelle Entwicklung. Achten Sie als Eltern auf eine halbwegs gesunde Ernährung. Auch bei Lernstörungen könnte eine Unterversorgung mit Zink eine Rolle spielen.

Tip: Reichern Sie das morgendliche Müsli mit Milch, Joghurt, Quark, Zitrusfrüchten oder Sanddornsaft an. Ein Glas Orangen- oder Grapefruitsaft verbessert ebenfalls die Zinkausbeute. Wenn Ihr Kind ein Frühstücksbrot vorzieht, geben Sie ihm eine magere Wurst: In ihr steckt reichlich Zink.

Zink für die Frau

Frauen leiden nicht selten unter einem leichten Zinkmangel. Der Kampf um scheinbar überflüssige Pfunde geht auf Kosten des Zinks. Frauen nehmen mehr und häufiger Medikamente ein als Männer – viele Arzneimittel sind wahre Zinkräuber. Jede zweite Frau im fruchtbaren Alter verhütet eine Schwangerschaft mit der Antibabypille; deren Nutzen kann man gar nicht hoch genug einschätzen, aber sie hat leider auch Schattenseiten: Sie zehrt am Zink. Bei einer monate- oder gar jahrelangen Einnahme sinkt der Zinkspiegel im Körper der Frau. Die Pille täuscht eine Schwangerschaft vor, der Eisprung wird unterdrückt – auch bei einer echten Schwangerschaft sinkt der Zinkgehalt.

Tip: Für Frauen ist eine zinkreiche Ernährung besonders wichtig. Zink scheint vor zahlreichen frauentypischen Beschwerden zu schützen, etwa dem prämenstruellen Syndrom. Zink hebt zudem die Stimmung und sorgt für eine schöne Haut und glänzendes Haar.

Während der Schwangerschaft steigt der Bedarf an Zink an, da das wachsende Kind sich große Mengen des Spurenelements aus dem Körper der Mutter holt, so daß etwa im vierten Schwangerschaftsmonat die Konzentration im mütterlichen Blut dramatisch absinkt. Stillende Mütter geben ebenfalls ihr Zink weiter an das Kind: Die Muttermilch enthält 0,3 bis 0,4 Milligramm Zink je 100 Milliliter, der genaue Wert hängt vom Zinkspiegel der Mutter ab. Eine plötzliche starke Gewichtsabnahme, Wochenbettdepressionen und massiver Haarausfall können als Folge eines Zinkmangels auftreten.

Tip: Wenn Ihnen nach der Geburt vermehrt Haare ausfallen, ist das in gewissem Umfang normal. Zögern Sie aber nicht länger, wenn es Ihnen büschelweise ausfällt: Fragen Sie den Arzt oder Apotheker nach geeigneten Präparaten – es könnten sonst kahle Stellen zurückbleiben.

Zink für den Mann

Anhaltender Zinkmangel kann den Mann impotent und unfruchtbar machen, denn Zink spielt eine wichtige Rolle bei der Ausschüttung der Sexualhormone. Die Prostata ist der wichtigste Zinkspeicher im Körper des Mannes: Das Spurenelement beugt einer im Alter weitverbreiteten gutartigen Prostatavergrößerung vor und lindert deren Symptome. Sperma enthält ebenfalls reichlich Zink; das liegt nahe, denn Zink wird überall dort gebraucht, wo sich Zellen teilen. Störungen in diesem System verringern die Anzahl der Spermien und verschlechtern deren Qualität – ihre Beweglichkeit leidet darunter, sie kommen nicht voran. Im Extremfall führt Zinkmangel zu Unfruchtbarkeit.

Tip: Wenn Sie unter Potenzstörungen leiden, versuchen Sie es einmal mit Zink. Neuere Studien belegen einen Zusammenhang – und schon seit jeher gilt die zinkreiche Auster als Liebesmahl für den reifen Mann.

Zink in den »besten Jahren«

In den sogenannten besten Jahren ist man in jeder Hinsicht gefordert. Die Arbeitswelt verlangt permanente Höchstleistungen, zu Hause hat man Familie, und Zeit für die eigenen Hobbys braucht man eigentlich auch noch. Im Alltag zahlreicher Frauen fordert die Dreifachbelastung Kinder, Beruf und Haushalt alle Kräfte; schnell reibt man sich auf, steht unter Streß. Ein belasteter Körper braucht mehr Mineralien und mehr Vitamine – das kann man sogar messen. Nach einer kritischen Situation, etwa im Straßenverkehr, scheiden die Nieren mehr Zink aus als normal. Dauerstreß führt zu Zinkmangel.

Sport baut Streß und Aggressionen ab, ein Besuch in der Sauna entspannt. Beide bringen uns ordentlich zum Schwitzen, und mit dem Schweiß rinnt das Zink von dannen. Das Gläschen Wein zum Essen, der Aperitif oder das Bier zur Fußballübertragung verbrauchen ebenfalls Zink, denn Alkohol ist ein Zinkräuber: In der Leber baut das Enzym Alkoholdehydrogenase den Alkohol ab und verbraucht Zink. Die Ausnahme bildet Weißwein: Ein Liter enthält 2,5 Milligramm Zink, das ist so viel, wie in einem Kilogramm Kartoffeln oder Bananen steckt.

Tip: Was Sie in bezug auf die Ernährung im Alter zwischen 30 und 50 Jahren tun und unterlassen, entscheidet über die folgenden Jahrzehnte – die Sünden von heute zehren an der Substanz von morgen. Umgekehrt profitieren Sie später von den Gesundheitsreserven, die Sie sich jetzt aufbauen können.

Zink im Alter

Viele ältere Menschen neigen dazu, sich einseitig zu ernähren: Kochen für sich allein macht wenig Spaß, der Einkauf ist beschwerlich und die Zubereitung der Speisen aufwendig; noch immer gibt es Witwer, die sich selbst kaum versorgen können. Die Eß- und Ernährungsgewohnheiten verändern sich – selten zum Guten. Natürliche Faktoren verstärken diese Entwicklung: Der Appetit nimmt ab, der Körper wertet die Nahrung weniger gut aus, Medikamente beeinflussen biochemische Reaktionen nachteilig, der Stoffwechsel läuft langsamer, der Tagesrhythmus ändert sich. Dabei ist gerade im Alter das Zink mindestens ebenso wichtig wie in jungen Jahren. Einige Wissenschaftler vertreten die Ansicht, der ältere Mensch brauche mehr Zink als je zuvor, denn der Insulinstoffwechsel funktioniert nur mit ausreichend Zink, ein Mangel fördert die Entstehung von Diabetes und Osteoporose. Indem Zink die Abwehr stärkt, beugt es Krankheiten vor, mildert die Symptome und beschleunigt die Heilung. Arteriosklerose tritt häufig gemeinsam mit Zinkmangel auf; verkalkte Adern aber erhöhen das Risiko für Herzinfarkt und Schlaganfall. Experten diskutieren sogar über mögliche Zusammenhänge zwischen dem Zinkgehalt und der gefürchteten Alzheimerkrankheit. Nicht zuletzt hebt Zink die Stimmung und erhöht die Leistungsfähigkeit des Gehirns. Gerade jetzt, wo alle Abläufe langsamer vonstatten gehen, sollten Sie ideale Voraussetzungen schaffen. Dazu gehört auch ausreichend Zink.

Zink für Sportler

Fitsein ist in: Die Studios boomen, das Volk läuft Marathon. Bei ambitionierten Amateuren, Kraftsportlern und Profis kann die körperliche Aktivität jedoch zu einer Unterversorgung mit Zink führen. Wenn der Schweiß rinnt, fließt immer auch Zink mit – pro Liter Schweiß verliert der Körper etwa 1,2 Milligramm Zink; zu diesem erhöhten Verlust kommt der Mehrbedarf durch den gesteigerten Energiestoffwechsel. Bedenkt man noch, daß Spitzensport die

Infektionsanfälligkeit erhöht, dann scheinen zusätzliche Zink-präparate unverzichtbar.

Tip: Sportärzte empfehlen, vorbeugend Zinkpräparate einzuneh-men – das hält die Leistungsfähigkeit auf hohem Niveau und ver-meidet manche Infektion. Wenn Sie spezielle Aufbaukost oder Sportlerdrinks zu sich nehmen, brauchen Sie ebenfalls mehr Zink; als Richtwert gilt pro 100 Gramm Eiweiß mindestens 15 Milli-gramm Zink, pro Liter Mineraltrunk 3 bis 6 Milligramm Zink.

Zink und Krankheit

Der Zinkspiegel im Blut sinkt rapide ab bei akuten Infektionen, Verbrennungen, Operationen und Herzinfarkten. Doch gerade jetzt braucht der Körper mehr Zink als üblich:
- Wunden heilen schneller, Verletzungen gehen rascher zurück, und Heilungsprozesse werden in Gang gesetzt.
- Nach einer Erkrankung erholen Sie sich mit Zink schneller.
- Im Pflegefall kann Zink ein Wundliegen verhindern.
- Bei Diabetes wird besonders viel Zink über die Nieren ausge-schieden. Insulin ist stark zinkhaltig, denn Zinkmangel ver-schlimmert die Krankheit noch. Bei einer zinkreichen Ernährung kann die Einstellung des Diabetes optimiert werden, Wundhei-lungsstörungen und Hauterkrankungen können zurückgehen.

Zink bei Umweltbelastung

Schwermetalle belasten den Körper aufs äußerste. Der Körper reichert Blei, Kadmium und Quecksilber an, bis nach Jahren eine giftige Konzentration erreicht ist. Schwermetalle beeinträchtigen die körpereigene Abwehr, Psyche und Seele und können die ver-schiedensten klinischen Symptome hervorrufen. Zink ist der na-türliche Gegenspieler für Schwermetalle; sie alle konkurrieren um die gleichen Enzyme und die gleichen Transporteiweiße. Ein guter Zinkstatus kann daher die giftigen Metalle verdrängen und ihre Entsorgung herbeiführen – so läßt sich zum Beispiel das Quecksilber aus Amalgam ausleiten. In Einzelfällen ist auch eine durch Umweltbelastung verursachte Unfruchtbarkeit mit Hilfe einer Zinktherapie zu beheben.

Tip: Zink hilft, die Belastung durch giftige Schwermetalle gering zu halten. Das ist besonders wichtig, wenn Sie beruflich damit in Berührung kommen – viele Metallarbeiter müssen täglich mit Schwermetallen umgehen, und Zahnarztpersonal leidet nicht selten unter Quecksilberbelastung durch Amalgam.

Anwendungen:
Zink für Ihre Gesundheit

Zink ist ein lebensnotwendiger Bestandteil unserer Nahrung und ist auch eine Arznei bei bestimmten Krankheiten. In diesen Fällen kann Zink Leben retten, heilen, Symptome lindern oder zumindest Schlimmeres verhindern. Bei akuten Infektionen, nach Verbrennungen, Operationen und Herzinfarkten fällt der Zinkspiegel im Blut sehr rasch ab, und auch eine längerfristige künstliche Ernährung führt fast zwangsläufig zu einem Zinkmangel: Hier wird der Arzt über eine Zinktherapie entscheiden. Die erforderlichen Dosen liegen weit über den Präparaten, die Sie ohne Rezept in der Apotheke erhalten.

Anders liegen die Verhältnisse, wenn Sie mit Zink eine schwere Akne beheben, Neurodermitis lindern, den Mangel bei Diabetes ausgleichen oder eine Therapie chronischer Erkrankungen unterstützen möchten. Hier sollten Sie gemeinsam mit Ihrem Arzt ein geeignetes Präparat aussuchen und die Dauer der Therapie festsetzen. In allen anderen Fällen, wie zum Beispiel bei – medizinisch gesehen – banalen Erkrankungen, zur Unterstützung des Abwehrsystems oder zum Ausgleich eines latenten Zinkmangels, spricht nichts gegen eine Selbstmedikation über einen begrenzten Zeitraum. Lassen Sie sich in der Apotheke beraten.

Haut, Haare, Nägel und Wundheilung

Die Haut schließt unseren Körper nach außen hin ab: Sie verwehrt Krankheitserregern, Fremdstoffen und schädlichen UV-Strahlen den Zutritt. Gleichzeitig ist die Haut sehr offen; wir atmen über die Haut, sie empfängt vielerlei Reize und vermittelt uns unsere Umwelt. Ihre Aufgaben erscheinen widersprüchlich: Abschotten und Durchlassen, Verschließen und Öffnen, Abwehren und Empfangen. Mehr als jedes andere Organ spiegelt die Haut unser Innenleben wider. Sie leidet unter Streß, wenn wir uns überfordern, und strahlt, wenn es uns gut geht. Eine unzureichende oder einseitige Ernährung zeigt sich zuerst an der Haut: Hautprobleme gehen allzuoft auf einen Mangel zurück, sei es an Vitaminen, Mineralstoffen, essentiellen Fettsäuren oder bestimmten Aminosäuren. Die Haut reagiert.

Zinkmangel schadet der Haut mehrfach: Sie braucht das Element und kann es durch nichts ersetzen. Erste Symptome eines Zinkmangels sind folglich auch Hauterscheinungen, Veränderungen an den Nägeln in Form von weißen Flecken, Haarausfall und verzögerte Wundheilung. Hautzellen teilen sich sehr schnell: Alle zwei bis drei Wochen »wechseln« wir unsere Haut. Die äußerste Hautschicht besteht aus abgestorbenen Hornzellen, die im gesunden Zustand eine lückenlose Barriere bilden. In der Oberhaut teilen sich die Hautzellen, wandern an die Oberfläche, verändern ihre Form, verlieren Feuchtigkeit und sterben ab; Abwehrzellen lauern Eindringlingen auf. Unter dieser schützenden Hülle beginnt das Leben. In der darunterliegenden Lederhaut bringt das Blut die Nährstoffe herbei, Nervenfasern leiten die Sinneseindrücke und Reize weiter. Die tiefste Schicht der Haut ist die Unterhaut. Sie ist am dicksten und besteht zum größten Teil aus Fettgewebe. In ihr verlaufen die größeren Nerven- und Blutbahnen. Die Haarwurzeln und die Basis der Schweiß- und Talgdrüsen liegen im oberen Bereich der Unterhaut.

Auseinandergelegt bedeckt die Haut eine Fläche von zwei Quadratmetern und wiegt mehr als zehn Kilogramm. Sie ist unser größtes Organ und verbraucht sehr viel Zink: Die äußerste Hautschicht, die Epidermis, enthält reichlich davon. Auf die Haut aufgetragen, nehmen die Zellen Zink rasch auf: Eine Zinktablette steigert nach drei Tagen den Zinkgehalt in der Epidermis. Dort brauchen es die Zellen zur Eiweißsynthese – bei Zinkmangel teilen sie sich seltener und wachsen langsamer. Zinkhaltige Enzyme verknüpfen die Eiweißbausteine zum Kollagen; außerdem spielt Zink eine wichtige Rolle im Stoffwechsel der essentiellen Fettsäuren, die wiederum für geschmeidige Zellwände und ein schönes, gesundes Hautbild sorgen. Essentielle Fettsäuren verwendet man gern zur Therapie bestimmter Hauterkrankungen und in der Kosmetik. Besonders die trockene Haut profitiert sichtbar von diesen Vitalstoffen – sie pflegen unsere Schutzhülle von innen und verzögern die Faltenbildung, denn natürlich braucht eine gesunde Haut eine intakte Abwehr.

Die klassische Zinkmangelkrankheit Akrodermatitis enteropathica zählt zu den Hautkrankheiten. Zink hilft aber nicht nur bei schweren Erkrankungen, sondern ebenso bei den alltäglichen größeren und kleineren Hautproblemen. Sie sehen: Ohne Zink funktioniert in unserer Haut praktisch gar nicht.

Akrodermatitis enteropathica

Diese Krankheit wird vererbt und verlief früher tödlich: Die Patienten können kein Zink resorbieren, sie leiden unter schwerstem Zinkmangel. Solange ein Neugeborenes gestillt wird, erhält es mit der Muttermilch ausreichend Zink; nach dem Abstillen aber bricht die Krankheit aus. Symptome sind massive Hautausschläge, erhebliche Veränderungen der Schleimhäute, schwerste Verdauungsstörungen, minimales Wachstum, häufige Infektionen und Blutarmut. Unter dem Mikroskop kann man in den Zellen des Dünndarms ganz charakteristische Veränderungen erkennen. Mit hochdosiertem Zink verschwinden die Symptome, es muß jedoch lebenslänglich zugeführt werden.

Fette, unreine Haut – Akne & Co.

Jugendliche zwischen zwölf und 25 Jahren haben fast alle das gleiche Problem: Akne. Die Talgdrüsen im Gesicht und auf dem Rücken arbeiten zu fleißig und produzieren zuviel Talg. Der Talg verstopft die Drüse, es entsteht ein Mitesser, der wiederum ein ideales Umfeld für eiterbildende Bakterien, sogenannte Propionibakterien und Staphylokokken, bildet. Diese zersetzen den Talg, setzen Fettsäuren frei, entzünden die Haut und lassen die unschönen Pusteln entstehen. Generell ist die vermehrte Talgbildung während der Pubertät normal, individuell ist die Ausprägung der Akne. Manche leiden kaum unter unreiner Haut, andere sehr stark. Einseitige Ernährung und falsche Pflege fördern die Pickel. Auch Erwachsene sind nicht vor Akne geschützt: Viele Frauen entwickeln sie während einer Schwangerschaft oder in den Wechseljahren. Übermäßiges Sonnen kann bei empfindlichen Menschen die sogenannte Mallorca-Akne hervorrufen.

So hilft Zink:

- Zink hemmt die Talgproduktion und bildet das Sexualhormon Testosteron in eine Form um, die deutlich stärker wirkt und die Akne regelrecht blühen läßt.
- Zink stärkt die Abwehr und schränkt das Wachstum der eiterbildenden Bakterien ein.
- Zink fördert zusammen mit Vitamin A die Heilung der Haut. Das Hautbild bessert sich.

Das gilt sowohl für äußerlich aufgetragene Zinksalbe, -paste oder -creme als auch für Zink als Nahrungsergänzung. Wichtig ist Geduld. Die Therapie braucht ihre Zeit, und unter Umständen benötigen Sie hohe Dosen Zink. Lassen Sie sich in hartnäckigen Fällen beraten.

Neurodermitis, atopisches Ekzem

Mehr als vier Millionen Bundesbürger leiden unter Neurodermitis, und jedes Jahr kommen knapp 300 000 neue Patienten hinzu. Vor allem unter Kleinkindern breitet sich die Krankheit aus. Sie beginnt bald nach dem Abstillen mit dem Milchschorf, einer krustig-schuppigen Auflagerung auf dem Kopf des Babys; später fallen Hautveränderungen in den Ellenbeugen und Kniekehlen auf. In schweren Fällen breiten sich die Ekzeme über Gesicht, Hals und Nacken, Hände und Füße und über den ganzen Körper aus. Die trockene Haut juckt, das Kratzen wird zum Zwang. Die entzündete Haut bietet einen idealen Nährboden für Bakterien, Viren und Pilze. Es kommt zu Infektionen und Neuentzündungen – ein teuflischer Kreislauf.

Als eine der Ursachen für Neurodermitis gilt der Mangel an essentiellen Fettsäuren. Aus ihnen baut der Körper die Prostaglandine auf, die wiederum für ein intaktes Immunsystem unverzichtbar sind; beim Neurodermitiker ist jedoch ein wichtiger Syntheseschritt gestört. Die Therapie mit Nachtkerzenöl führt in vielen Fällen zum Erfolg: Das Samenöl der amerikanischen Heilpflanze enthält reichlich Gamma-Linolensäure, das defekte Enzym wird damit umgangen; in den weiteren Syntheseschritten ist aber Zink nötig. Zinkmangel schränkt also die Prostaglandinsynthese ein, bremst das Immunsystem ab und fördert die Bildung der Ekzeme.

So hilft Zink:

- Zink fördert die Synthese der Prostaglandine, ohne die eine intakte Abwehr nicht auskommt. Zinkmangel schränkt die Leistungsfähigkeit der entsprechenden Enzyme ein.
- Zink hält das Histamin, das Juckreiz und Entzündungen auslöst, in den Mastzellen fest. Bei Zinkmangel gibt die Mastzelle vermehrt Histamin frei, was einen akuten Schub auslöst.
- Zink hilft beim Abheilen der Ekzeme und fördert die Heilung der betroffenen Hautflächen.
- Zink schützt den Körper vor zusätzlicher Belastung etwa durch Keime, Schwermetalle oder Freie Radikale.

Es gilt das gleiche wie bei schwerer Akne: Möglicherweise brauchen Sie über viele Monate eine hohe Dosis Zink. Sprechen Sie mit Ihrem Arzt darüber.

Schuppenflechte / Psoriasis

Nach der Neurodermitis ist die Schuppenflechte oder Psoriasis die zweithäufigste Hauterkrankung. Hier verändert sich die Haut in scharf umgrenzten Bezirken, wird rot und bildet silbrige Schuppen. Am häufigsten erscheinen diese Herde an den Ellenbogen und Knien, auf den Fingerrücken und der Kopfhaut; wenn man die Schuppen abkratzt, beginnt die dünne Haut zu bluten. Über die Ursachen weiß man noch wenig, ebenso über die Therapie. Allerdings fand man Zusammenhänge zwischen dem Verlauf der Krankheit und der Zinkversorgung; auch ist der Prostaglandinstoffwechsel gestört. Eine Therapie mit Zink gilt in Einzelfällen als hilfreich.

Allergische Hautreaktionen und Ekzeme

Allergische Reaktionen zeigen sich zuerst auf der Haut – als trockenes Ekzem, Rötung, Knötchen, Bläschen und Schuppen. Die Erscheinungen können plötzlich auftauchen und bald wieder verschwinden oder auch über lange Zeit hinweg bestehen bleiben. Die Ärzte unterscheiden zwischen atopischer Allergie, Pseudoallergie und Kontaktallergie. Die Kontaktallergie wie etwa die Nickelallergie entwickelt sich langsam; Auslöser ist ein anorganischer Stoff, der die Haut reizt. Es bildet sich ein Ekzem, kleine Partikel dringen in den Körper ein und lösen die Allergie aus. Die Neigung zu atopischen Allergien wird vererbt; immer spielen bestimmte Abwehrzellen verrückt und richten sich gegen Eiweiße als Auslöser. Hierzu zählen Neurodermitis und das allergische Asthma. Die Pseudoallergie richtet sich gegen Nahrungsmittelzusatzstoffe und Medikamente; die Symptome sind allerdings ähnlich der »echten« Allergie, und immer hilft Zink.

So hilft Zink:

- Zink stärkt die Abwehr und läßt Allergien weniger Spielraum.
- Zink bindet Nickel und leitet es aus. Das kann gegebenenfalls sogar eine Nickelallergie durch Modeschmuck verhindern.
- Zink, äußerlich aufgetragen, dringt in die Haut ein und fördert die Neubildung der Hautzellen.
- Nässende Ekzeme sind immer naß zu behandeln. Geeignet sind hierfür Zinköl oder Zinkwasser.

Windeldermatitis

Viele Babys entwickeln eine Windeldermatitis. Das zeigt sich durch linsenförmige, rötliche Flecken und Pusteln. Der ständige Kontakt der Haut mit Urin und Kot reizt das Gewebe und bildet einen idealen Nährboden für den Pilz Candida albicans, auch Soor genannt.

So hilft Zink:

- Pflegen Sie den Po mit Zinksalbe, die Sie gegebenenfalls mit der Pflegesalbe mischen. Zink hemmt das Pilzwachstum. Sie unterstützen die Heilung, wenn Sie viel frische Luft an den Po lassen, häufig die Windeln wechseln und vorübergehend Stoffwindeln verwenden.

Rauhe, spröde und trockene Lippen

Lippen trocknen schnell aus. Die kalte Winterluft setzt ihnen ebenso zu wie praller Sonnenschein. Trockene Lippen werden spröde und reißen ein, Schrunde entstehen, und die Haut löst sich ab.

So hilft Zink:

- Zink, etwa in Form von Zinkgel, fördert die Zellneubildung und verhindert Infektionen.

Herpesbläschen

Neun von zehn Bundesbürgern sind mit Herpes infiziert. Das Virus lebt verborgen und wird erst aktiv, sobald eine Immunschwäche auftritt; das ist der Fall bei Fieber, einer Erkältung, aber auch bei Streß. Eine unzureichende Versorgung mit Zink erhöht die Anfälligkeit für Herpes.

So hilft Zink:

- Zink legt die Herpesviren lahm, allerdings nur im Frühstadium. Bei den ersten Symptomen, einem Spannen und Kribbeln in der Lippe, sollte sofort Zinksalbe aufgetragen werden.
- Zink fördert die Wundheilung. Achten Sie auf eine zinkreiche Ernährung.

Haarprobleme:
Dünnes, sprödes Haar und Haarausfall

Jeden Tag durchlaufen unsere Haare einen Härtetest: Morgens werden sie gewaschen, gebürstet, gefönt und in Form gebracht. Tagsüber greifen Staub, Schmutz und Schadstoffe an; Wind und Wetter fegen durch das Haar. Den Abend verbringen wir zu Hause in trockener Heizungsluft oder in einem verrauchten Lokal. In schöner Regelmäßigkeit kommt eine Dauerwelle oder eine neue Tönung hinzu. Wen wundert's da, daß beinahe jeder über irgendein Haarproblem klagt.

Wie viele und welche Haare hat wer?

Haarfarbe	Anzahl	Struktur
Blond	140 000	Fein
Braun / Schwarz	110 000	Mitteldick
Rot	90 000	Kräftig

Ähnlich wie die Haut hat auch unser Haar einen erheblichen Bedarf an Zink. Die Haarwurzeln speichern besonders viel Zink; sie brauchen es für den Cysteinstoffwechsel. Cystein ist die wichtigste Aminosäure für den Aufbau des Haarkeratins. Wenn zuwenig Zink zur Verfügung steht, wird das Haar dünner, unregelmäßig strukturiert und brüchig; weniger Haare wachsen nach. Dünnes, sprödes Haar kann also auf eine unzureichende Versorgung mit Zink zurückgehen.

Wenn die Haare ausfallen, kann das sehr verschiedene Ursachen haben. Eine Möglichkeit ist der Mangel an Zink, wie etwa beim kreisrunden Haarausfall oder Alopecia areata: Der plötzliche Haarausfall verursacht kahle Stellen im Kopfhaar, manchmal auch im Bart; die Ärzte vermuten eine Störung im Immunsystem. Alopecia wird erfolgreich mit hohen Dosen Zink therapiert; die Symptome klingen ab, und neue Haare wachsen nach.

So hilft Zink:

- Zink brauchen die Haarwurzeln für die Keratinsynthese.
- Zink reguliert die Talgproduktion und wirkt einer Schuppenbildung entgegen.

Die Therapie von Haarproblemen braucht ihre Zeit. Unter Umständen müssen Sie monatelang ein Zinkpräparat einnehmen.

Brüchige, weißgefleckte Fingernägel

Finger- und Fußnägel bestehen zu 98 Prozent aus Keratin. Wie beim Haarkeratin brauchen auch die Zellen im Nagelbett zum Aufbau ausreichende Mengen Zink. Langsam wachsende oder brüchige Fingernägel bessern sich oft mit einer ausreichenden Zinkversorgung. Ein klassisches Zeichen für Zinkmangel sind rißartige Querfurchen in den Nägeln oder weiße Flecken.

Wundheilung

Jede Verletzung bringt das Gewebe gewaltig durcheinander: Zellen zerfetzen, Blut fließt, Gewebeflüssigkeit tritt aus, Schmutz und Keime dringen ein. Unmittelbar nach der Verletzung wird eine Maßnahmenkette in Gang gesetzt, an deren Ende ein Blutgerinnsel den Wundspalt verschließt. Dieser Schorf ist eine Art Notlösung, die die Wunde verschließt, bis das Gewebe wieder regeneriert ist; sonst hätten Viren, Bakterien und Pilze ungehindert Zugang ins Körperinnere. Unter dem Schorf beginnt das große Aufräumen. Abwehrzellen jagen eingedrungene Keime, die Freßzellen verschlingen Zelltrümmer und Schmutzpartikel. Vom Wundrand her wachsen neue Blutgefäße in die Wunde; sie transportieren den Zellmüll ab und bringen Nährstoffe heran. Bestimmte Zellen des Bindegewebes, die Fibroblasten, teilen sich und wandern in das Blutgerinnsel ein – sie bilden neues Bindegewebe und Kollagenfasern. Die Wundoberfläche sieht nun granuliert aus; später wird sie zur Narbe. Als letztes erholt sich die äußerste Hautschicht, das Epithel: Seine Zellen arbeiten sich vom Rand

her in den Wundspalt und überziehen nach und nach das Bindegewebe. Diese letzte Phase kann sehr langsam verlaufen.

So hilft Zink:

- Zink spielt bei all diesen Prozessen eine entscheidende Rolle;
  doch zunächst verliert der Körper über die Wundfläche sehr
  viel Zink. Experten empfehlen deshalb, vor Operationen den
  Zinkstatus des Patienten zu überprüfen und gegebenenfalls
  einem späteren Mangel vorzubeugen. Später, im heilenden
  Gewebe, ist die Konzentration des Zinks deutlich erhöht.
- Die Zellen brauchen das Spurenelement zur Teilung, zur Eiweißsynthese und zum Aufbau der Kollagenfasern. Zink wird auch für
  die Bereitstellung der nötigen Mengen an Vitamin A benötigt.

Zink in optimalen Mengen beschleunigt sämtliche Prozesse. Tragen Sie regelmäßig Zinksalbe oder -gel auf und nehmen Sie eine
Tagesdosis Zinktabletten.

Zink hilft auch bei schlecht heilenden und eiternden Wunden und
Verbrennungen:

- **Unterschenkelgeschwür:** Hier führt das Metall zu einer deutlich schnelleren Abheilung.
- **Wundliegen:** Zum Eincremen mischen Sie die Zinksalbe mit
  einer Pflegesalbe, zusätzlich unterstützen Zinktabletten die
  Heilung. Geben Sie dem Patienten eine Brausetablette oder
  schneiden Sie eine herkömmliche Kapsel auf. Das Pulver
  mischen Sie in ein Getränk.
- **Sonnenbrand, Verbrennungen.**

Hier helfen äußerlich angewandte Zinkpräparate:

- **Hautpflege und -erscheinungen:** Akne, Abszesse, Furunkel,
  Karbunkel, Ekzeme, Ausschläge, Schuppen, Schrunden, Fis-
  suren, (Lippen-)Risse.
- **Infektionen der Haut:** Windpocken, Lippenherpes, Gürtelrose,
  Pilze, Flechten.
- **Wundheilung:** Wunden aller Art, Verbrennungen, Unterschen-
  kelgeschwüre, Wundliegen, Dermatitiden.

Abwehr, Infektionen

Wir sehen es nicht, wir spüren es nicht – und doch könnten wir nicht einen Tag überleben ohne unser Immunsystem. Es schützt den Körper vor feindlichen Angriffen, Fremdstoffen und unkontrollierten Zellwucherungen. Unzählige Abwehrzellen, die weißen Blutkörperchen, patrouillieren durch Blut und Lymphe, in Organen und Geweben, spüren Krankheitserreger auf, vertilgen Verdächtiges und jagen Krebszellen. Antikörper, auch Immunglobuline genannt, helfen bei der Jagd: Sie heften sich an Eindringlinge oder Schadstoffe, markieren und geben sie zur Vernichtung frei. Und wieder gilt: Ohne Zink geht nichts.

Eine gute Abwehr braucht Zink, Zinkmangel wiederum führt zu erheblichen Störungen des Immunsystems; das weiß man aus Tierversuchen und kann die Zusammenhänge in Zellkulturen nachweisen. Man kennt es vom Menschen: Falsch oder unzureichend ernährte Kinder erkranken häufig, weil ihnen Zink fehlt – der Mangel legt die Abwehr lahm. Zink wirkt in der Immunabwehr über mehrere Mechanismen:

Zellteilung

Die Zellen des Immunsystems erneuern sich ständig; zum Teil sogar täglich. Sie brauchen Zink, um sich zu teilen.

Reifung

Etwa ein Drittel der weißen Blutkörperchen bilden die Lymphozyten. Es gibt Millionen verschiedener Arten von Lymphozyten: Jede Zelle lauert auf einen ganz bestimmten Krankheitserreger, sie kennt ihren »Feind« und bekämpft nur ihn. T-Lymphozyten lernen in der Thymusdrüse – daher kommt das »T« – Eigenes von Fremdem zu unterscheiden. Bei Zinkmangel schrumpft die Thymusdrüse, die Anzahl der weißen Blutkörperchen nimmt ab.

Antikörperbildung

Eine zweite Gruppe Lymphozyten, die B-Lymphozyten, produzieren im Alarmfall riesige Mengen Antikörper. Das funktioniert aber nur in Anwesenheit von Zink, ansonsten nimmt die Zahl der Antikörper sowie die der B-Lymphozyten ab.

Aktivität der Freßzellen

Freßzellen verschlingen alles Fremde, das ihnen in den Weg kommt. Freßzellen bilden die erste Abwehrfront gegen Viren, Bakterien und Parasiten, umzingeln Eindringlinge und fressen sie auf. Außerdem vertilgen sie Gewebestücke und Krebszellen und bilden bei Entzündungen den Eiter. Für ihre Aktivität brauchen sie Zink.

Das Abwehrsystem arbeitet nur dann optimal, wenn ausreichend Zink zur Verfügung steht. Wenn Sie häufig unter Infektionen leiden, Ihre Erkältungen nur langsam abklingen oder Sie sich häufig erschöpft fühlen, dann sollten Sie an Ihre Zinkversorgung denken.

Erkältungen

Sie kennen das: Der Hals kratzt, die Stimme wird heiser, die Nase läuft, ist verstopft und juckt, Arme und Beine werden schwer, alles tut weh. Man fühlt sich einfach krank. Die Erkältung kommt – alle Jahre wieder. Statistisch gesehen erwischt sie jeden Bundesbürger mindestens einmal im Jahr, Kinder und ganz besonders Kleinkinder erheblich häufiger. Schuld sind über 200 verschiedene Erkältungsviren: Sie sitzen überall, werden beim Niesen oder Husten durch die Luft geschleudert, beim Händeschütteln weitergegeben, kleben an Klingel und Fahrstuhlknopf, Türgriff und Telefonhörer. Den Bösewichten können Sie kaum aus dem Wege gehen, aber es gibt einen gewissen Schutz – eine starke Abwehr. Oft läßt sich mit einem Zinkstoß noch eine drohende Erkältung abfangen. Zumindest aber kann Zink die Dauer und Schwere einer Erkältung halbieren.

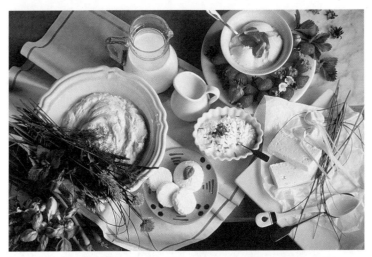

Milchprodukte: Quark, Milch, Käse, Joghurt

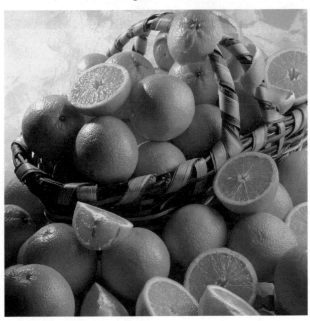

Orangen

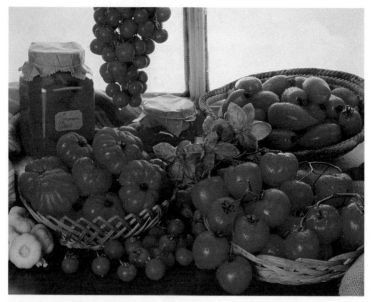

Verschiedene Tomatensorten

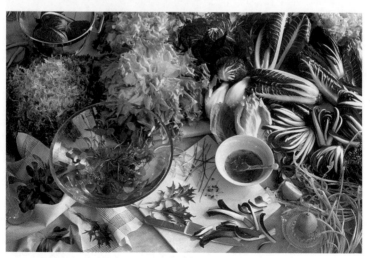

Verschiedene Blattsalate, Salatdressing und Zitronen

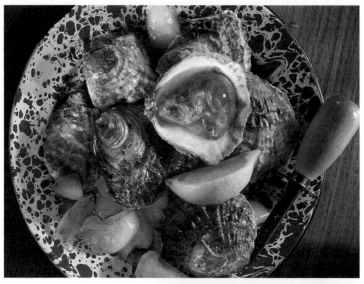

Austern auf Eis

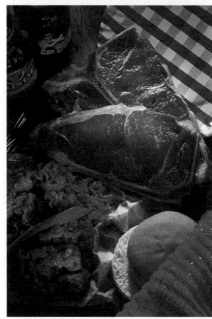

*Steaks und
Rinderhackfleisch*

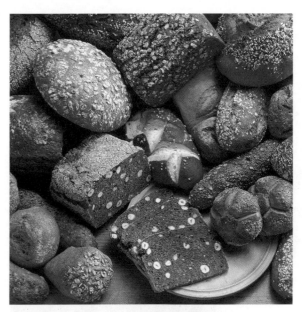

*Verschiedene Brotsorten und Vollkornprodukte,
u. a. aus Weizenmehl*

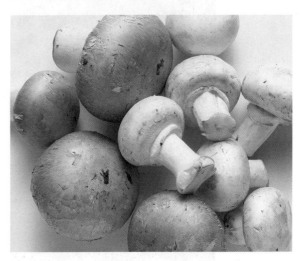

Champignons

So hilft Zink:

- Zink erhöht die Anzahl der Abwehrzellen.
- Zink wehrt ebenso wie Vitamin C Viren ab. Bei einigen Formen der Rhinoviren – den häufigsten Schnupfenerregern – klappt das besonders gut.
- Zink schützt vor Folgeinfektionen.
- Nehmen Sie bei den ersten Anzeichen eine ordentliche Portion Zink, mindestens 15 bis 25 Milligramm. Wenn Sie ausgekühlt sind, dringen Viren sehr leicht durch die Schleimhäute ein; besonders dann, wenn Ihre Nase trocken ist. Eine trockene Nase bedeutet immer höchste Gefahr – später können Sie die Virenattacke kaum noch abwehren.

Lassen Sie sich beim Arzt oder in der Apotheke beraten, wenn Sie überdurchschnittlich oft erkältet sind. Gleiches gilt, wenn eine Grippewelle anrollt. Die »echte« Grippe gilt als eine der letzten großen Seuchen: Ihre Symptome sind stärker ausgeprägt als bei einer Erkältung, und der Erreger ist ein anderer, nämlich ein Influenzavirus. Regelrechte Epidemien entstehen häufig in Südostasien und breiten sich rasch weltweit aus.

Herpes

Wahrscheinlich beherbergt jeder einmal Herpes-Viren. Sie werden durch Berührung (Kuß) oder Tröpfcheninfektion (Husten, Niesen) übertragen und sind hochinfektiös: Jeder zweite infizierte Mensch behält die Viren sein Leben lang. Sie verstecken sich an den Nervenbahnen und lauern auf ihre Chance. Für Lippenherpes reicht eine Infektion, starkes Sonnenlicht, Zugluft oder auch nur Streß, und er wird aktiv und bildet die unangenehmen und unästhetischen Bläschen. Sie können auch in der Mundschleimhaut kleine, sehr schmerzhafte Geschwüre hervorrufen, die sogenannten Aphthen.

Windpocken und Gürtelrose werden ebenfalls von Herpes-Viren hervorgerufen, dem Herpes zoster. Während die Kinder Windpocken noch relativ leicht überstehen, ruft die Gürtelrose erhebliche Schmerzen hervor. Sie befällt nur Erwachsene; an Brust oder Rücken bilden sich entlang der befallenen Nervenbahn heftig brennende und juckende Bläschen. Die Bläschen heilen nach einigen Tagen wieder ab, die Schmerzen können noch Monate danach auftreten.

So hilft Zink:

- Zink inaktiviert das Herpes-Virus; es hilft bei jeder Art von Herpes. Beim gewöhnlichen Lippenherpes reicht häufig schon ein Mittel, das die Bläschen austrocknet.
- Tragen Sie äußerlich Zinksalbe auf und stärken Sie mit Zinkgaben Ihre Abwehr.

Pilzinfektionen

Zinkmangel macht die Haut anfällig für Infektionen, insbesondere für Haut- und Nagelpilz. Hautpilze können sich lange Zeit unbemerkt festsetzen und wachsen; die ersten Symptome – Juckreiz und Schuppen – treten auf, wenn der Pilz bereits in tiefere Hautschichten vorgedrungen ist.

So hilft Zink:

- Tragen Sie Zinksalbe auf die betroffenen Hautstellen auf. Weil Pilze eigentlich nur bei einer geschwächten Abwehr eine Chance haben, sollten Sie zeitweise zusätzlich Zinktabletten nehmen.

HIV-Infektion

Gegen das HIV-Virus kann auch Zink nichts ausrichten. Dennoch kann eine Nahrungsergänzung mit Zink für Aids-Patienten hilfreich sein.

So hilft Zink:

- Zink unterstützt die Abwehr.
- Zink hilft, die Appetitlosigkeit, die viele Erkrankte plagt, zu überwinden. Beobachtungen sprechen dafür, daß unzureichend ernährte HIV-Infizierte früher Aids-Symptome entwickeln als »kräftigere« Infizierte. Besonders wichtig sind ausreichende Mengen an Vitamin B12, Vitamin B6, Folsäure, Zink und Selen.
- Zink hilft der Darmschleimhaut, sich nach einem Durchfall zu regenerieren.

Zink gegen Krebs?

Bösartige Tumoren sind in den westlichen Industrieländern nach den Herz-Kreislauf-Erkrankungen die zweithäufigste Todesursache; in Deutschland leben zwei Millionen Menschen mit bösartigen Tumoren, Jahr für Jahr kommen etwa 340 000 neue Fälle hinzu. Über 210 000 Erkrankte sterben. Krebs ist – neben Aids – die gefürchtetste Krankheit unserer Zeit. Zink kann einen Tumor nicht verhindern, aber entartete Zellen werden von einer intakten Abwehr mit größerer Wahrscheinlichkeit entdeckt und bekämpft. Wenn Sie unter einer Krebsgeschwulst leiden, nehmen Sie auf keinen Fall zusätzlich Zinkpräparate ein. Ernähren Sie sich gut, aber was darüber hinausgeht, sollten Sie mit Ihrem Arzt besprechen. Weil Zink die Zellteilung erleichtert, kann das Spurenelement unter Umständen das Tumorwachstum sogar beschleunigen.

Magen und Darm

Jeder dritte Bundesbürger leidet mindestens einmal im Jahr an Magen- oder Darmbeschwerden. Sie reichen von leichten, sogenannten funktionellen Störungen bis zu schweren Erkrankungen. Unser Lebensstil überfordert auf Dauer den Darm: Wir essen falsch und das Falsche, leben hektisch, setzen uns ungesundem Streß aus und attackieren die Schleimhäute mit Schadstoffen, Giften und Arzneien. Das irritiert Magen und Darm, löst Entzündungen aus und verursacht Durchfall.

Schleimhäute kleiden den Darmkanal aus; ihre Zellen werden nahezu täglich erneuert. Sie leiden wie die Haut, wenn nicht ausreichend Zink zur Verfügung steht. Damit setzt sich ein Teufelskreis in Gang: Durchfall und Entzündungen führen zu Zinkverlust, das Zink fehlt der Schleimhaut, sie regeneriert sich nur schlecht, das wiederum fördert Durchfall und Entzündungen. Zink schützt und kräftigt die Schleimhaut.

Magenschleimhautentzündung, Gastritis

Viele Jahre lang glaubten die Ärzte, Gastritis werde durch zuviel Magensäure hervorgerufen; das ist jedoch falsch. Schuld ist vielmehr die Bakterie Helicobacter pylori, die sich in die Magenwand einnistet und eine schmerzhafte Entzündung der Schleimhaut verursacht. Eine chronische Gastritis erhöht das Risiko, ein Zwölffingerdarmgeschwür zu entwickeln, um ein Vielfaches. Beinahe alle klassischen Magenkrebspatienten sind mit dem Bakterium infiziert. Magenbeschwerden rufen auch Antirheumatika und viele Schmerzmittel hervor. Sie reizen die Schleimhaut und verursachen kleinste Magenblutungen. Auf Dauer führt das zu erheblichen Magenproblemen.

So hilft Zink:
- Zink stärkt die Abwehr und läßt Helicobacter nur wenig Chancen, die Magenschleimhaut anzugreifen.
- Zink fördert die Regeneration der Schleimhaut. Mit ausreichend Zink können sich die Zellen ungehindert teilen.
- Zink verbessert die Menge und Qualität des schützenden Magenschleims. Aggressive Medikamente tun sich schwerer, die Schleimhaut anzugreifen.

Chronisch entzündliche Darmerkrankungen

Die bekanntesten Erkrankungen sind Colitis ulcerosa und Morbus Crohn. Colitis ulcerosa befällt den Mastdarm, bei Morbus Crohn leidet vor allem der letzte Abschnitt des Dünndarms. Die Symptome beider Formen sind ähnlich: Durchfälle, Bauchschmerzen, Übelkeit, Appetitlosigkeit, Gewichtsabnahme und allgemeine Schwäche; beide gehen auch mit Zinkmangel einher. Die Patienten essen aus Angst vor den unberechenbaren Durchfällen oft recht wenig, die entzündete Schleimhaut kann bei weitem nicht das aufnehmen, was sie sollte; zudem verliert der Körper mit jedem Durchfall Zink. Gerade bei Morbus-Crohn-Patienten kann der Zinkmangel so stark sein, daß sich klinische Symptome ausbilden.

So hilft Zink:
- Zinkgaben gleichen den erhöhten Verlust aus.
- Zink hilft der entzündeten Schleimhaut, sich zu regenerieren.
- Zink stärkt die Abwehr. Ein irritiertes Immunsystem gilt als eine mögliche Mitursache dieser Erkrankungen.

Innere Erkrankungen

Viele innere Erkrankungen verursachen oder verstärken einen Zinkmangel; bei chronischen Formen muß man immer damit rechnen und eine entsprechende Therapie einleiten. Innere Erkrankungen mit Zinkmangel sind Leber-, Darm- und Pankreaserkrankungen, Diabetes, Nierenleiden, Herzinfarkt, Infektionen, Tumoren und Kollagenosen.

Chronische Lebererkrankungen

Die Leber ist das zentrale Stoffwechsel- und das wichtigste Entgiftungsorgan unseres Körpers. Wenn sie krank ist, leidet der ganze Mensch. Hier finden fast alle wichtigen Aufbau-, Umbau- und Abbaureaktionen statt. Die Leber nimmt alle vom Darm absorbierten Nährstoffe auf und wandelt sie um; Kohlenhydrate werden als Glykogen gespeichert oder als Glukose an das Blut abgegeben. Die Leber reguliert den Fettstoffwechsel, verarbeitet die Aminosäuren, erzeugt den Gallensaft, baut Schadstoffe wie Alkohol und Medikamente ab und beseitigt die Abbauprodukte des Stoffwechsels. Für all diese Prozesse – die Leber erfüllt etwa

500 wichtige Aufgaben – braucht sie Zink; sie enthält daher einen entsprechend großen Anteil der Gesamtmenge im Körper.

Die Leber arbeitet so effektiv, daß erst, wenn mehr als 80 Prozent der Leber geschädigt sind, Symptome einer Lebererkrankung auftreten; die aber sind gravierend. Seit langem ist bekannt, daß Lebererkrankungen einen Zinkmangel hervorrufen, besonders schlimm wirkt sich der Mangel bei chronischen Formen wie etwa der Leberzirrhose aus.

So hilft Zink der Leber:

- Zink schützt die Leberzellen: Bei chronischen Leiden verlangsamt das Spurenelement ihre Verfettung, es verbessert die Eiweißsynthese und fördert die Entgiftung.
- Zink gleicht einen krankheitsbedingten Mangel aus.

Chronische Entzündung der Bauchspeicheldrüse

Die Bauchspeicheldrüse hat im Stoffwechsel des Zinks eine besondere Funktion: Sie bildet das Transporteiweiß für Zink und gibt es mit den Verdauungsenzymen in den Darm ab. Dort bindet das Eiweiß das Zink an sich und transportiert es durch die Darmschleimhaut in den Körper. Chronische Erkrankungen der Bauchspeicheldrüse verschlechtern erheblich die Zinkresorption; außerdem verursachen sie häufig Fettstuhl und Durchfall, was die Zinkausscheidung erhöht. Störungen in diesem Organ gehen fast immer mit einem erheblichen Zinkmangel einher. Zusätzliche Zinkgaben lindern die Symptome eines Zinkmangels.

Diabetes mellitus

In Deutschland leben rund vier Millionen Diabetiker mit Alterszucker und etwa 200 000 Patienten mit jugendlichem Diabetes. Diabetes ist damit die häufigste Stoffwechselerkrankung. Die Dunkelziffer ist sehr hoch: Experten schätzen, daß auf jeden Patienten ein noch nicht erkannter Diabetiker kommt. Alters- oder

Typ-II-Diabetes ist sehr weit verbreitet; hier liegt ein relativer Insulinmangel vor: Die Bauchspeicheldrüse erzeugt zwar Insulin, aber die Gewebe sprechen nicht mehr darauf an. Ein jahrzehntelanges Überangebot an Zucker hat sie abstumpfen lassen, das Insulin hat seine Wirkung verloren.

Ohne wirksames Insulin können aber die Zellen den vom Blut herbeigebrachten Zucker nicht aufnehmen und verwerten; der Zucker bleibt im Blut, und der Patient leidet an Diabetes. In einigen Fällen produziert die Bauchspeicheldrüse auch zu geringe Mengen Insulin. Beim jugendlichen oder Typ-I-Diabetes erzeugt die Bauchspeicheldrüse kein Insulin mehr. Der Patient muß lebenslang Insulin spritzen, da ein absoluter Insulinmangel vorliegt.

Nahezu alle Diabetiker leiden unter einem permanenten Zinkmangel, Typ-I-Diabetiker noch stärker als Patienten mit Alterszucker. Sie scheiden über den Urin doppelt bis dreimal so viel Zink aus als Gesunde. Auch die Resorption aus dem Darm ist beeinträchtigt.

Zinkmangel kann Diabetes verschlimmern. Zink wirkt über ein Enzym direkt bei der Insulinsynthese mit; nur so viel Insulin wird produziert, wie Zink zur Verfügung steht. Die Bauchspeicheldrüse speichert das Insulin in Form einer Zink-Insulin-Verbindung und gibt es bei Bedarf frei; die gespeicherte Menge nimmt bei einer Zink-Unterversorgung erheblich ab. Ein fataler Kreislauf: Diabetes verursacht Zinkmangel, Zinkmangel verschlimmert bestehenden Diabetes. Tatsächlich verbessert eine zusätzliche Zinkzufuhr die Einstellung der Medikation.

So hilft Zink:

- Zink stabilisiert die Blutzuckerwerte und verbessert die Einstellung des Patienten; das trifft besonders bei Altersdiabetes zu.
- Zink hilft, die gefürchteten Folgeschäden eines Diabetes zu verhindern oder zumindest hinauszuzögern.
- Zink wirkt sich günstig auf die Wundheilung und auf Hauterkrankungen aus, unter denen Diabetiker besonders leiden.

Rheumatische Erkrankungen

Mit »Rheuma« bezeichnen die Ärzte mehr als hundert verschiedene Erkrankungen. Dazu zählen die entzündlichen Formen wie Arthritis, rheumatisches Fieber oder die Versteifung der Wirbelsäule ebenso wie die altersbedingte Arthrose oder schmerzhafte Veränderungen der Muskeln, Bänder, Sehnen oder Schleimbeutel. Die häufigste Rheuma-Erkrankung – chronische Polyarthritis – beginnt meist um das 40. Lebensjahr herum. Bei ihr attackiert die körpereigene Abwehr das Gelenk. Die Innenhaut des Gelenks wuchert und erzeugt vermehrt Gelenkflüssigkeit, die verdickt, verklebt und sich entzündet. Die Entzündung kann auf Knochen und Knorpel übergreifen und diese bis zur Bewegungsunfähigkeit zerstören. Bestimmte Prostaglandine verursachen Entzündungen und Schmerzen. Andere Prostaglandine, für deren Synthese Zink erforderlich ist, wirken ihren Verwandten völlig entgegen: Sie lindern die entzündlichen Reaktionen, beugen Gewebeschäden vor und bremsen die Abwehrzellen; Schmerzen und Schwellungen gehen zurück, möglicherweise kann Zink sogar das Fortschreiten der Krankheit verlangsamen. Die Gelenkkapsel aus festem kollagenem Bindegewebe hat einen hohen Bedarf an Zink. Zink entschärft auch die Freien Radikale, die Entzündungen fördern, wenn nicht sogar auslösen. Wenn Sie mit D-Penicillamin behandelt werden, scheiden Sie Metallionen aus, Sie verlieren also auch Zink. Gegebenenfalls sind zusätzliche Zinkpräparate angebracht.

Morbus Wilson

Bei dieser Erbkrankheit ist der Kupferstoffwechsel gestört. Die Patienten scheiden weniger als die Hälfte der üblichen Kupfermenge aus; statt dessen speichert der Körper das Schwermetall in der Leber, im zentralen Nervensystem und im Gehirn. Das führt zu Leberzirrhose, schwersten Nervenschäden, Blutarmut und psychischen Störungen. Mit Chelatbildnern wie D-Penicillamin verhindert man, daß Kupfer aus dem Darm aufgenommen wird: Penicillamin baut das Metall in seine Struktur ein und scheidet es aus. Leider unterscheidet es nicht zwischen Kupfer, Zink und anderen Spurenelementen, so daß die Therapie unter anderem Zinkmangel verursacht. Manchmal reichen zusätzliche Gaben von Zink aus, dem natürlichen Wechselspieler des Kupfers. Zink schränkt die Aufnahme aus dem Darm ein.

Weitere Erkrankungen

Zink kann bei einer Reihe weiterer Erkankungen helfen:

Nierenerkrankungen

Nierenkranke verlieren viel Zink über den Urin. Bei ihnen muß besonders auf eine ausreichende Versorgung geachtet werden.

Osteoporose

Hier werden die Knochen schneller ab- als aufgebaut. Sie verlieren an Substanz, entkalken und werden brüchig. Zink verbessert die gestörte Mineralisation der Knochen.

Blutarmut

Zink erhöht die Bindungsfähigkeit der roten Blutkörperchen – sie nehmen so Sauerstoff besser auf. Bei der Erbkrankheit Sichelzellenanämie nehmen die roten Blutkörperchen eine sichelförmige Gestalt an und können kaum noch Sauerstoff transportieren. Meist leiden die Patienten auch unter den Symptomen eines Zinkmangels.

Gefäßerkrankungen

Zink kräftigt zusammen mit Vitamin C die Venen- und Arterienwände. Zinkmangel begünstigt deshalb Erkrankungen der Gefäße, wie zum Beispiel Krampfadern, offene Beine, Unterschenkelgeschwüre und Hämorrhoiden. Besonders auf sich achtgeben müssen Frauen, die über längere Zeit die Antibabypille nehmen, und Diabetiker: Bei beiden ist das Risiko für Gefäßerkrankungen erhöht und der Zinkspiegel gesenkt.

Alterserscheinungen

Der Körper braucht Zink für die Reparatur und den Neubau von Zellkernen. Manche Forscher vermuten die Altersuhr in der Thymusdrüse, die nur bei ausreichender Zinkversorgung optimal arbeitet.

Schwermetallvergiftung

Zink leitet Schwermetalle wie Kadmium aus Pflanzenschutzmitteln, Quecksilber aus dem Amalgam der Zahnfüllungen und andere aus. Umgekehrt erhöht ein Mangel an Zink die Giftwirkung der Metalle.

Sexualität und Fortpflanzung

Zink nimmt erheblichen Einfluß auf unsere Sexualität und Fortpflanzung; fast alle wichtigen Mechanismen hängen mit dem Zink zusammen. Das Spurenelement ist beim Stoffwechsel der Reizstoffe beteiligt, es reguliert den Umbau des Testosterons, mischt über die Prostaglandine beim weiblichen Hormonhaushalt mit und reguliert in der ranghöchsten Hormondrüse, der Hirnanhangdrüse, die Produktion der Sexualhormone. Ein klassisches Zinkmangelsymptom ist eine verzögerte bis eingeschränkte Geschlechtsentwicklung.

Unfruchtbarkeit

Zinkmangel läßt beim Mann die Spermien verkümmern. Die Hoden produzieren weniger Samen, deren Qualität abnimmt. Sie kommen kaum voran und können – weil ihnen Zink fehlt – nicht in die Eizelle eindringen. Es gibt zahlreiche Ursachen, weshalb ein Mann kein Kind zeugen kann, und chronischer Zinkmangel kann eine davon sein.

So hilft Zink:
- Zink erhöht die Zahl und die Qualität der Spermien.
- Zink brauchen die Spermien, um in die Eizelle einzudringen.

Menstruationsschmerzen
und prämenstruelles Syndrom (PMS)

Obwohl die Menstruation ein ganz normaler Vorgang ist, leiden viele Frauen während der Periode unter krampfartigen oder dumpfen Schmerzen. Auch die Tage vor den Tagen können Frauen zu schaffen machen: Jede dritte Frau leidet mehr oder weniger stark am prämenstruellen Syndrom, abgekürzt PMS. Die Symptome sind vielfältig, sehr individuell und häufig nicht gleich als PMS auszumachen. Die genauen Ursachen und Auslöser sind häufig nicht bekannt, aber man weiß aus Erfahrung, daß eine Therapie mit essentiellen Fettsäuren in Form von Nachtkerzenöl bei vielen Frauen recht gut wirkt. Die Fettsäuren beeinflussen den Prostaglandinstoffwechsel, brauchen aber Zink. Die Prostaglandine fördern das hormonelle Gleichgewicht im Körper der Frau.

So hilft Zink:
- Zink ist notwendig für die Produktion der Prostaglandine, die im Hormonzyklus wichtige Funktionen übernehmen.
- Zink wirkt sich positiv auf die Symptome des PMS aus.

Gutartige Prostatavergrößerung

Von allen Organen enthält die Prostata des Mannes die höchste Konzentration an Zink. Mit dem Alter vergrößert sich beim Mann die Prostata – mit unangenehmen Folgen. Die kastaniengroße Drüse engt den Harnkanal ein und drückt auf die Blase: Der Mann muß häufiger auf die Toilette, und der Harnstrahl wird immer dünner. Jeder vierte Mann zwischen 40 und 50 Jahren und jeder dritte zwischen 50 und 60 Jahren leidet an einer vergrößerten Prostata. Schuld an diesem Wachstum ist das Testosteron; es koppelt sich an die Drüsenzellen der Prostata und aktiviert diese. Die Prostata erzeugt das Ejakulat und baut das Testosteron in eine sehr viel aktivere Form um, das Dihydrotestosteron (DHT). Diese Form spornt die Prostatazellen zum Teilen und Wachsen an – die Drüse wächst. Betroffene Männer weisen oft eine vier- bis sechsfache DHT-Konzentration auf als gesunde. Warum mit dem Alter immer mehr Testosteron umgebaut wird, weiß man noch nicht.

So hilft Zink:

- Zink beeinflußt über ein zinkabhängiges Enzym den Stoffwechsel des Testosterons.
- Zinkmangel steigert den Umbau des Testosterons in das deutlich stärker wirkende DHT. Ein hoher Zinkspiegel unterdrückt diese Reaktion.

Sinnesorgane

Der Gesichts-, der Geschmacks- und der Geruchssinn reagieren sehr empfindlich auf eine Unterversorgung mit Zink.

Geruchs- und / oder Geschmacksstörungen

Ein häufiges Symptom bei Zinkmangel ist ein gestörter Geschmacks- und Geruchssinn, dessen Empfindlichkeit sogar als Maßstab für die Zinkversorgung dienen kann. Dazu lösen Sie ein Gramm Zinksulfat aus der Apotheke in einem Liter destilliertem Wasser auf. Nun kosten Sie einige Tropfen; lassen Sie die Lösung über Ihre Zunge laufen. Schmeckt sie nach Metall, dann stimmt Ihr Zinkhaushalt. Wenn Sie nichts schmecken, könnte das einen Mangel andeuten. Ernähren Sie sich zinkreich und wiederholen Sie den Test. Notfalls ergänzen Sie Ihre Nahrung mit einem Zinkpräparat. Auf diese Weise ermitteln Sie auf einfache und preiswerte Art Ihren Zinkstatus.

Nachtblindheit, gestörte Hell-Dunkel-Anpassung

Im Auge konzentriert sich im Vergleich zu anderen Organen besonders viel Zink. Das Spurenelement übernimmt wichtigste Funktionen beim Sehvorgang; es kontrolliert die Enzyme des

Vitamin-A-Stoffwechsels. Ohne Vitamin A kann die Netzhaut nicht genügend Sehpurpur bilden. Nicht immer verursacht aber ein Vitaminmangel die Sehstörungen, es kann auch am Zink liegen.

So hilft Zink:

- Zink vermittelt die Synthese des Sehpurpurs.
- Zink ist Teil des Enzyms, welches das Vitamin A in Retinol umwandelt.
- Zink koppelt Vitamin A an ein Transporteiweiß, das es zum Auge bringt. Ohne Zink kann das Vitamin die Leber nicht verlassen, der Nachschub bleibt aus.

Grauer Star und Makuladegeneration

Beim grauen Star wird die Augenlinse trüb; die Betroffenen sehen immer unschärfer und nehmen später nur noch Hell-Dunkel-Unterschiede wahr. Die Krankheit kann viele Ursachen haben; am häufigsten tritt der graue Star als Folge der natürlichen Alterung der Linse auf. Patienten mit Altersstar haben deutlich weniger Zink als Gesunde, die Konzentration im Auge nimmt mit zunehmendem Alter ab. Dieser Abfall scheint bei der Eintrübung der Linse eine Rolle zu spielen.

Die Zerstörung der Netzhautmitte oder Makula ist die häufigste Ursache für eine Erblindung im Alter: Schrittweise verlieren die Augen an Sehschärfe. In beiden Fällen ist die natürliche UV-Strahlung der Sonne schuld. Sie läßt Freie Radikale entstehen, die die Augenstrukturen angreifen. In einer Studie konnte eine zusätzliche Gabe von Zink langfristig den Abbau der Netzhaut hinauszögern. Die Sehfähigkeit blieb länger erhalten.

So schützt Zink:

- Zink fängt die Freien Radikale ab.
- Zink hält den Stoffwechsel der Netzhaut aufrecht.

Nerven und Psyche

Zink beeinflußt im Gehirn zahlreiche biochemische Prozesse. Die Zellen brauchen Zink für die Synthese bestimmter Botenstoffe, zum Beispiel für das »Gute-Laune-Hormon« Serotonin oder auch für das Melatonin, welches unseren Tag-Nacht-Rhythmus regelt. Bestimmte Nervenfasern funktionieren nur bei ausreichender Zinkversorgung. Hirnerkrankungen wie Schizophrenie und Morbus Alzheimer gehen mit einem deutlich niedrigeren Zinkgehalt im Gehirn einher. Ein schwerer Zinkmangel während der Schwangerschaft führt zu Fehlbildungen in Gehirn und Nervensystem des Babys.

Depression

Wir alle sind hin und wieder traurig oder melancholisch, und die Welt erscheint düster und leer; bei den meisten verschwindet dieses Stimmungstief wieder. Einige jedoch entwickeln eine Depression: Die Seele wird krank. Dies ist die häufigste psychiatrische Erkrankung – dazu zählen depressive Verstimmungen, die Wochenbettdepression gerade entbundener Mütter, Altersdepressionen und Depressionen und Stimmungsschwankungen während der Wechseljahre.

So hilft Zink:
- Zink fördert die Synthese des »Gute-Laune-Hormons« Serotonin und des Melatonins. Das reibungslose Zusammenspiel der beiden beeinflußt erheblich unsere Stimmungslage.

Magersucht und Bulimie

Vor allem junge Mädchen entwickeln krankhafte Eßstörungen, denen schwerwiegende psychische Probleme zugrunde liegen; eine Heilung ist oft nur über eine langwierige Therapie möglich. Die Teenager leiden unter extremem Untergewicht mit seinen klinischen Symptomen: Ihnen fehlt es an allen Nährstoffen und natürlich auch an Zink.

So hilft Zink:
- Zink verringert die Abneigung der Patienten gegen das Essen; der Appetit kommt zurück.

Chronische Müdigkeit

Ihre Ursachen sind sehr vielfältig: niedriger Blutdruck, Erschöpfung, depressive Verstimmung, erhöhter Blutzucker; Zinkmagel verstärkt die Müdigkeit zusätzlich. Versuchen Sie es mit einer zinkreichen Ernährung, etwa der Kur. Wenn das nicht hilft, lassen Sie Ihren Zinkspiegel messen, gegebenenfalls brauchen Sie zusätzliches Zink, das hier häufig empfohlen wird.

Weitere Erkrankungen

Experten halten es für naheliegend, daß Zink bei einer Reihe weiterer Erkankungen helfen könnte: Bei Multiper Sklerose wirkt sich Zinkmangel sehr ungünstig auf den weiteren Verlauf der Krankheit aus; Patienten mit Down-Syndrom wachsen besser, wenn ihre Zinkversorgung stimmt. Bei Alzheimer-Patienten verbrauchen die Zellen des Gehirns weniger Glukose; da Glukose oder Traubenzucker aber die wichtigste Energiequelle ist, arbeiten die Zellen dann weniger. Da nun eine Reihe wichtiger Enzyme im Glukosestoffwechsel von Zink abhängen, vermuten die Experten, daß zusätzliches Zink die Verwertung verbessern könnte: Tatsächlich findet man bei diesen Patienten häufig auch einen gesenkten Zinkspiegel im Blut. Einen erhöhten Zinkspiegel stellen die Ärzte dagegen bei Epilepsie fest.

Die 14-Tage-Kur:
Zink für das Immunsystem

Die meisten unter uns leiden mehr oder weniger stark unter einer latenten Mangelversorgung mit Zink. Wir merken es im Alltag nur nicht. Und mal ehrlich: Wer denkt schon daran?

Im Laufe der 14-Tage-Kur decken Sie Ihren durchschnittlichen Zinkbedarf; gleichzeitig führen Sie sich jeden Tag eine kräftige Portion Vitamine oder Mineralstoffe zu. Lassen Sie sich von den angegebenen Mengen nicht irritieren; neben dem Zinkgehalt der einzelnen Speisen ist das Umfeld mindestens ebenso wichtig. Wie hoch ist die Resorptionsrate und wie gut nutzt der Körper das Angebot? Vielesser nehmen zwangsläufig mehr Zink, aber auch mehr Kalorien auf. Wenigesser werten ihre Nahrung besser aus.

Der ideale Zeitpunkt für eine Kur gleich welcher Art ist das zeitige Frühjahr. Wenn Ende Februar die Tage länger werden, dann feiert die Natur Neujahr und mit ihr auch unser Körper. Wir besitzen nämlich wie Tiere und Pflanzen einen angeborenen Jahresrhythmus: Im Frühling essen wir weniger, schlafen kürzer, bewegen uns mehr und denken positiver. Dieses natürliche Verhalten kommt einer Kur sehr entgegen; doch auch und gerade im Herbst profitiert das Immunsystem von dieser Vitamin- und Mineralstoffspritze. Mit etwas Glück zieht die nächste Grippewelle dann an Ihnen vorbei.

Jeder Tag der Kur steht unter einem ganz besonderen Motto: Vitamin-A-Tag, Folsäuretag, Selentag und so weiter. Das bewirkt zweierlei: Ihr Immunsystem tankt auf, und Sie bekommen ganz nebenbei ein Gefühl dafür, welche Vitalstoffe in welchen Lebensmitteln stecken. Sie können aber noch eine ganze Menge mehr für sich tun – was, das erfahren Sie jeweils im »Tip des Tages«. Mit all diesen Bausteinen rüsten Sie Ihre Abwehr auf. Eine gesunde, starke Abwehr ist das Kernstück von Gesundheit, Vitalität und Wohlbefinden.

Erster Tag: Vitamin A

Steckbrief: Vitamin A

Allgemeines: Tierische Lebensmittel liefern Retinol – mit den Pflanzen nehmen wir Beta-Karotin auf, das im Körper zu Vitamin A umgebaut und auch Provitamin A genannt wird.

Tagesbedarf: Kinder 0,6–1,1 mg, Erwachsene 1,0 mg.

Wirkungen: Schärft den Blick, schützt Haut und Schleimhäute, fängt Freie Radikale ab.

Mangelerscheinungen: Schlechtes Dämmerungssehen, Nachtblindheit, Haut- und Schleimhautveränderungen, Infektionsanfälligkeit.

Vorkommen: Milch und Milchprodukte, Käse, Thunfisch, Butter, Leber, alle kräftig gefärbten Obst- und Gemüsearten.

Anmerkungen: Zuviel tierisches Vitamin A kann zu Vergiftungserscheinungen führen und bei einer Schwangerschaft das werdende Kind gefährden. Beta-Karotin ist hingegen harmlos: Der Körper kann nur eine begrenzte Menge umwandeln. Es verleiht dem Baby die typische Karottenfarbe und färbt auch die Federn der Flamingos rot.

Rezepte

Frühstück:
1 Scheibe Vollkornbrot (45 g)
1 EL Magerquark (30 g)
1 Kiwi, in Scheiben geschnitten
200 ml Orangensaft (ungesüßte Handelsware)
Kaffee oder Tee

Das Vollkornbrot mit Magerquark bestreichen und die Kiwischeiben darauflegen.
(61 µg Vitamin A, 1356 µg Zink, 245 kcal / 1029 kJ)

Zwischenmahlzeit:
200 g frische Ananas
(20 µg Vitamin A, 520 µg Zink, 114 kcal / 479 kJ)

Mittagessen: Fenchelgratin

je 250 g Möhren und Fenchel, in dünne Scheiben geschnitten
Jodsalz, 1 Zwiebel, fein gewürfelt (50 g)
1 TL Margarine (5 g)
1 TL Zitronensaft
3 EL saure Sahne (45 g, 10 % Fett)
2 EL Emmentaler, gerieben (20 g)
Fenchelgrün, grob gehackt

Die Möhren und den Fenchel in kochendem Salzwasser ca.
5 Minuten vorgaren, mit einer Schaumkelle herausnehmen und
abtropfen lassen. Die Zwiebelwürfel in Margarine glasig dünsten,
das vorgegarte Gemüse dazugeben, wenden und mit Zitronensaft
beträufeln. Das Gemüse in eine feuerfeste Form geben, die saure
Sahne mit dem Emmentaler vermengen und auf dem Gemüse verteilen. Im Backofen alles bei 225 °C ca. 15 Minuten überbacken.
Vor dem Servieren mit Fenchelgrün bestreuen.
(4752,5 µg Vitamin A, 4022 µg Zink, 347 kcal / 1457 kJ)

Nachmittags:
250 g Dickmilch (1,5 % Fett)
(75,5 µg Vitamin A, 950 µg Zink, 157 kcal / 659 kJ)

Abendessen: Gefüllte Tomate, Mehrkornbrot mit Putenbrust
1 Gewürzgurke, gewürfelt (20 g)
1 EL Schnittlauch, in Röllchen geschnitten
2 EL Hüttenkäse (20 % Fett)
Jodsalz, Pfeffer
1 Fleischtomate, ausgehöhlt
1 Scheibe Mehrkornbrot (45 g)
1 TL Halbfettmargarine (5 g)
1 Scheibe Putenbrust (25 g)
$^1/_2$ Kästchen Kresse

Die Gewürzgurke, den Schnittlauch und den Hüttenkäse vermischen, mit Jodsalz und Pfeffer würzen. Die Masse in die aus-
gehöhlte Tomate füllen und den Tomaten-»Deckel« schräg darauf-

setzen. Das Mehrkornbrot mit Halbfettmargarine bestreichen, mit Putenbrust belegen und die Kresse daraufstreuen.
(396,5 µg Vitamin A,1785 µg Zink, 257 kcal / 1079 kJ)

Gesamtbilanz:
(5305,5 µg Vitamin A, 8633 µg Zink, 1120 kcal / 4704 kJ)

Der Tip: *So erhalten Sie die Vitamine und Mineralstoffe*
- Kaufen Sie Obst und Gemüse nach der Saison: Je frischer die Ware ist, um so wertvoller ist sie; aus diesem Grund sollten Sie das regionale Angebot vorziehen. Wenn es nicht anders geht, kaufen Sie Tiefkühlkost. Weil nur erntefrisches Gemüse tiefgekühlt wird, bekommen Sie mit dem Griff in die Kühltruhe noch die meisten Vitalstoffe.
- Sonnenlicht belebt – auch die biochemischen Reaktionen. Bewahren Sie Obst und Gemüse dunkel auf und an einem möglichst kühlen Ort, etwa im Gemüsefach des Kühlschranks, im Keller oder in einer Extraspeisekammer.
- Waschen Sie das Obst und Gemüse kurz und gründlich. Ein langes Wässern, eventuell sogar erst nach dem Putzen, laugt die Inhaltsstoffe aus.
- Obst sollten Sie nur dann schälen, wenn es sein muß: Unter der Schale sitzen wertvolle Mineralien.
- Putzen, schneiden und zerkleinern Sie das Gemüse erst, kurz bevor Sie es kochen. Jede Schnittstelle erhöht den Verlust an Vitaminen und Mineralstoffen.
- Wählen Sie ein schonendes Garverfahren, etwa Dünsten und Dämpfen; ein Dampfkochtopf leistet gute Dienste. Legen Sie den Deckel auf den Topf.
- Kochen Sie mit möglichst wenig Flüssigkeit. Ideal ist, wenn Sie das Kochwasser oder die Garflüssigkeiten mitverwenden; das gilt jedoch nicht für besonders nitratreiche Gemüsesorten.
- Beim Warmhalten schwinden die Vitamine ganz rapide. Wenn es nicht anders geht, kühlen Sie die Speisen schnell ab und wärmen sie später wieder auf.

Zweiter Tag: Vitamin D

Steckbrief: Vitamin D

Allgemeines: Vitamin D ist das einzige Vitamin, das unser Körper mit Hilfe des Sonnenlichts aus Cholesterin herstellen kann.
Tagesbedarf: Babys 10 μg, Kinder und Erwachsene 5 μg.
Wirkungen: Lagert Kalzium und Phosphor in die Knochen ein.
Mangelerscheinungen: Rachitis, Knochenerweichung.
Vorkommen: Milchprodukte, Fleisch, Fisch, Avocado.

Rezepte

Frühstück:
1 Roggenbrötchen (45 g)
1 TL Senf
1 Scheibe Putenbrust (25 g)
1 TL Halbfettmargarine (5 g)
1 TL Konfitüre (10 g)
$^1/_2$ Grapefruit rosé
Kaffee oder Tee

Das Roggenbrötchen halbieren, eine Hälfte mit Senf bestreichen und mit Putenbrust belegen. Die andere Hälfte mit Halbfettmargarine und Konfitüre bestreichen.
(1285 µg Zink, 292 kcal / 1226 kJ)

Zwischenmahlzeit:
2 Scheiben Vollkornknäckebrot
2 TL Halbfettmargarine (10 g)
2 TL Honig (20 g)

Die Vollkornknäckebrote mit Halbfettmargarine und Honig bestreichen.
(620 µg Zink, 166 kcal / 697 kJ)

Mittagessen: Matjesfilet mit Pellkartoffeln
3 EL Kefir (30 g, 1,5 % Fett)
1 TL Zitronensaft
flüssiger Süßstoff
Cayennepfeffer
1 TL Petersilie, fein gewiegt
1 TL Schnittlauch, in Röllchen geschnitten
50 g Apfel, geschält und in Scheiben geschnitten
1 Matjesfilet (80 g)
150 g Pellkartoffeln

Aus Kefir, Zitronensaft, Süßstoff, Cayennepfeffer, Petersilie und
Schnittlauch eine Marinade anrühren. Die Apfelscheiben auf einen
Teller legen, Marinade darübergeben und darauf das Matjesfilet
anrichten. Dazu Pellkartoffeln servieren.
(24 µg Vitamin D, 1036 µg Zink, 282 kcal / 1185 kJ)

Nachmittags:
1 mittelgroße Banane
(220 µg Zink, 130 kcal / 546 kJ)

Abendessen: Buntes Omelette mit Roggenbrot
1 TL Pflanzenöl
1 Ei
2 EL Milch (1,5 % Fett)
Jodsalz
Muskatnuß, gerieben
Cayennepfeffer
125 g Tomaten, gewürfelt
$^1/_2$ Zwiebel, gewürfelt (25 g)
$^1/_2$ rote Paprikaschote, in Streifen geschnitten
1 Scheibe Roggenbrot (45 g)
1 TL Halbfettmargarine (5 g)

Pflanzenöl in einer Pfanne erhitzen; unterdessen Ei, Milch, Jodsalz, Muskat und Cayennepfeffer verquirlen. Die Masse in die
Pfanne geben und stocken lassen. Tomaten, Zwiebel sowie Papri-

kastreifen zugeben und alles erwärmen. Dazu das mit der Halbfettmargarine bestrichene Roggenbrot essen.
(3 µg Vitamin D, 3125 µg Zink, 347 kcal / 1457 kJ)

<u>**Gesamtbilanz:**</u>
27 µg Vitamin D, 6286 µg Zink, 1217 kcal / 5111 kJ

Der Tip: *Natürliche Fitmacher: Powerdrinks und Vitaminbomben*
- Besonders viel Vitamin C enthalten Säfte oder Sirup aus Acero-
  la, Holunder, Karotte, Schwarzer Johannisbeere, Sanddorn
  oder Grapefruit.
- Vitamin-B-reiche Kraftpakete sind Hefeprodukte, Bierhefe, Wei-
  zenkeime und Weizenkleie.
- Mineralstoffe und Spurenelemente stecken in Blütenpollen,
  Hefeprodukten, Weizenkeimen, Melasse, grünem Tee und
  Lapachotee.
- Samen und Nüsse in Maßen sind gesunde Knabbereien.

Dritter Tag: Vitamin E

Steckbrief: Vitamin E

Allgemeines: Vitamin E ist eines der erfolgreichsten Vitamine. Es
bewahrt die Haut vor vorzeitiger Alterung und schützt vor Arterio-
sklerose und zahlreichen Erkrankungen.
Tagesbedarf: Kinder 6–12 mg, Erwachsene 12 mg.
Wirkungen: Schützt die Zellen vor Freien Radikalen, hält das Blut
flüssig; zahlreiche weitere Wirkungen.
Mangelerscheinungen: Sehr selten, uncharakteristische Sym-
ptome.
Vorkommen: Immer gemeinsam mit Pflanzenölen und -fetten;
Nüsse, Samen, Keime, Vollkorn, Schwarzwurzeln.
Anmerkungen: Sehr empfehlenswert bei erhöhten Blutfettwerten
und zum Schutz vor schädlicher UV-Strahlung. Zur allgemeinen
Krankheitsvorbeugung gilt die Einnahme von bis zu 200 Immu-
nitätseinheiten pro Tag als unbedenklich.

Rezepte

Frühstück: Hafermüsli
40 g Hafer, grob geschrotet
Wasser
1 TL Kakaopulver
1 EL Rosinen, ungeschwefelt (15 g)
1 EL Haselnüsse, grob gehackt
150 ml Buttermilch
flüssiger Süßstoff
Kaffee oder Tee

Den Hafer in Wasser einweichen, ca. 10 Minuten quellen lassen und mit den restlichen Zutaten vermengen. Nach Geschmack mit Süßstoff abschmecken.
(3 mg Vitamin E , 2907 µg Zink, 308 kcal / 1294 kJ)

Zwischenmahlzeit: Himbeer-Milchflip
150 g Himbeeren, tiefgekühlt
250 ml Buttermilch

Die Himbeeren im Mixer pürieren oder mit einer Gabel zerdrücken, Buttermilch hinzufügen.
(7 mg Vitamin E, 925 µg Zink, 135 kcal / 567 kJ)

Mittagessen:
Möhren-Spinat-Pfanne mit Sonnenblumenkernen
$^1/_2$ Zwiebel, gewürfelt (25 g)
1 EL Pflanzenöl
200 g Möhren, in Scheiben geschnitten
250 g Blattspinat, grob gehackt
1 TL Sonnenblumenkerne (10 g)
Jodsalz
Pfeffer
Muskatnuß, gerieben
1 EL Crème fraîche (40 % Fett)

Die Sonnenblumenkerne in einer Pfanne ohne Fett goldbraun rösten, herausnehmen und beiseite stellen. Die Zwiebelwürfel in Pflanzenöl andünsten, die Möhren zusammen mit 2 EL Wasser zugeben und zugedeckt ca. 15 Minuten dünsten. Spinat hinzufügen und unter häufigem Wenden zerfallen lassen. Mit Jodsalz, Pfeffer und Muskat würzen. Auf einem Teller anrichten, mit Sonnenblumenkernen bestreuen und mit Crème fraîche servieren.
(14 mg Vitamin E, 3188 µg Zink, 304 kcal / 1277 kJ)

Nachmittags:
1 Scheibe Vollkornknäckebrot
1 TL Halbfettmargarine (5 g)
1 EL Schnittlauch, in Röllchen geschnitten
1 Bund Radieschen (80 g)

Das Vollkornknäckebrot mit Halbfettmargarine bestreichen, Schnittlauch darauf verteilen; die Radieschen aufschneiden und dazu essen.
(470 µg Zink, 76 kcal / 319 kJ)

Abendessen:
Paprikasalat, Knäckebrot mit Corned Beef
300 g Paprika, in Streifen geschnitten
2 EL Zitronensaft
1 EL Wasser
1 EL Pflanzenöl
$^1/_2$ Zwiebel, gewürfelt (25 g)
Jodsalz, Pfeffer
2 Scheiben Vollkornknäckebrot
1 TL Halbfettmargarine (5 g)
2 Scheiben Corned Beef (60 g)

Die Paprikastreifen in eine Schüssel geben. Aus Zitronensaft, Wasser, Pflanzenöl und Zwiebeln eine Marinade anrühren, mit Jodsalz und Pfeffer kräftig abschmecken. Die Marinade über den Salat gießen und ziehen lassen.
(15 mg Vitamin E, 3820 µg Zink, 319 kcal / 1340 kJ)

Gesamtbilanz:
39 mg Vitamin E, 11310 µg Zink, 1142 kcal / 4797 kJ

Der Tip: *Kneippsche Wasseranwendungen härten ab*

- Wechselduschen: Sie wirken am besten morgens nach einer leichten Frühgymnastik. Beginnen Sie mit einer warmen Dusche: Wenn Sie gut durchgewärmt sind, kommt das kalte Wasser – jedoch nie kaltes Wasser auf kalte Haut geben! Fangen Sie mit dem kalten Wasser bei den Füßen an, den kalten Wasserstrahl führen Sie von unten nach oben und von außen nach innen, immer zum Herzen hin. Zuerst die Außenseite der Beine, dann die Innenseite; nun die Arme, zum Schluß Brust, Bauch und Rücken. Wechseln Sie mehrmals zwischen Warm und Kalt und hören Sie mit einer kalten Dusche auf. Anschließend gut abfrottieren, anziehen und bewegen.
- Wechselbäder für Arme und Füße: Das geht schnell mal zwischendurch. Sie brauchen zwei Wasserschüsseln. Die eine füllen Sie mit 38 °C warmem Wasser, die andere mit 15 bis 18 °C kaltem Wasser. Dann tauchen Sie beide Arme bis über die Ellenbogen bzw. die Beine in das warme Wasser. Nach fünf Minuten wechseln Sie für 15 Sekunden in das kalte Wasser, und wiederholen das Ganze zweimal. Schließen Sie mit kaltem Wasser ab.
- Wassertreten: Füllen sie die Badewanne mit 8 bis 18 °C kaltem Wasser so weit, daß es Ihnen gerade unter die Kniebeugen reicht. Stellen Sie sich dann in das Wasser und heben Sie immer abwechselnd ein Bein ganz aus dem Wasser. Dies wiederholen Sie so lange, bis es Ihnen kühl wird. Danach abfrottieren, warm anziehen und bewegen.
- Der Erfolg der Sauna beruht auf dem gleichen Prinzip – der Wechselwirkung zwischen heiß und kalt, hier heißer Luft und kaltem Wasser. Das kurbelt die Durchblutung und das Immunsystem an.

Vierter Tag: Vitamin K

Steckbrief: Vitamin K

Allgemeines: Im menschlichen Darm leben Bakterien, die einen Teil des täglichen Vitamin-K-Bedarfs produzieren. Wie hoch ihr Anteil ist, weiß man nicht.

Tagesbedarf: Schätzungsweise 1 µg pro Kilogramm Körpergewicht.

Wirkungen: Stoppt Blutungen, ist an der Synthese von Blutgerinnungsfaktoren beteiligt.

Mangelerscheinungen: Nur bei kranken Menschen.

Vorkommen: Grünes Blattgemüse, Obst, Milch und Milchprodukte, Rind- und Schweinefleisch.

Anmerkungen: Vitamin K soll Neugeborene vor Gehirnblutungen schützen.

Rezepte

Frühstück:
1 Scheibe Vollkornbrot (45 g)
1 TL Halbfettmargarine (5 g)
1 Scheibe Edamer (30 g, 30 % Fett)
2 Tomaten, in Scheiben geschnitten (100 g)
Kaffee oder Tee

Das Vollkornbrot mit Halbfettmargarine bestreichen und mit Edamer belegen. Tomaten dazu essen.
(5 µg Vitamin K, 1256 µg Zink, 203 kcal / 853 kJ)

Zwischenmahlzeit: Dreifruchtsalat
$^1/_2$ Apfel, in Scheiben geschnitten (50 g)
$^1/_2$ Grapefruit rosé, filetiert
$^1/_2$ Kiwi, in Scheiben geschnitten
1 EL Zitronensaft
2 EL Orangensaft (ungesüßte Handelsware)
1 TL Sonnenblumenkerne (10 g)
flüssiger Süßstoff

Das vorbereitete Obst in eine Schüssel geben, mit Zitronen- und Orangensaft beträufeln und die Sonnenblumenkerne darüberstreuen. Nach Belieben mit Süßstoff abschmecken.
(4,5 µg Vitamin K, 730 µg Zink, 112 kcal / 470 kJ)

Mittagessen:
Hähnchenkeule mit Tomaten und Vollkornreis
30 g Vollkornreis (Rohgewicht)
1 Hähnchenkeule (150 g mit Knochen)
Cayennepfeffer
Jodsalz
1 TL Pflanzenöl
1 Zwiebel, in Ringe geschnitten (50 g)
150 ml Gemüsebrühe
1 TL edelsüßer Paprika
Zitronensaft
Thymian
1 EL Crème fraîche (40 % Fett)
2 Tomaten, über Kreuz eingeritzt (100 g)

Den Reis in Wasser ca. 30 Minuten garen. Inzwischen Fleisch vom Knochen lösen, in Stücke schneiden, mit Cayennepfeffer und Jodsalz würzen, in Pflanzenöl anbraten. Die Zwiebel dazugeben und andünsten. Mit der Gemüsebrühe auffüllen und mit Paprikapulver, Zitronensaft sowie Thymian abschmecken. Die Tomaten am Pfannenrand miterwärmen. Zum Schluß Crème fraîche unterrühren und zum Reis reichen.
(306 µg Vitamin K, 4038 µg Zink, 410 kcal / 1722 kJ)

Nachmittags:
1 Scheibe Vollkornknäckebrot
100 g Hüttenkäse (20 % Fett)
$^1/_2$ Kästchen Kresse

Das Knäckebrot mit Hüttenkäse bestreichen und die Kresse darüberstreuen.
(880 µg Zink, 135 kcal / 567 kJ)

Abendessen: **Kochkäse mit Roggenbrot**

200 g Kochkäse (Magerstufe)

1 TL Kümmel

1 Scheibe Roggenbrot (45 g)

1 TL Halbfettmargarine (5 g)

Den Kochkäse auf einem Teller anrichten, mit Kümmel bestreuen. Das Roggenbrot mit Halbfettmargarine bestreichen und dazu essen.

(1 µg Vitamin K, 2085 µg Zink, 321 kcal / 1348 kJ)

Gesamtbilanz:

316,5 µg Vitamin K, 8989 µg Zink, 1181 kcal / 4960 kJ

Der Tip: *Bewegung, Bewegung*

Wer rastet, der rostet nicht nur, sondern wird auch schneller krank. Bewegung baut Streß ab und stimuliert das Immunsystem. Leichte Ausdauersportarten halten mehrfach fit: Sie kurbeln den Kreislauf an, verbessern die Durchblutung und machen gute Laune. Einen wirklichen Effekt erzielen Sie erst bei einem halbstündigen Training dreimal pro Woche.

- Joggen bringt mehr als ein Spurt. Die Wirkung auf das Immunsystem ist am höchsten, wenn Sie knapp unter Ihrer Leistungsgrenze bleiben und dieses Limit langsam steigern. Squash, Tennis und Alpinski hingegen bringen der Abwehr nichts, sie sind zu stressig.
- Flottes Spazierengehen für Unsportliche: Gehen Sie jeden Tag etwas spazieren und steigern Sie Ihr Tempo, bis Sie schließlich einen flotten Marsch hinlegen. Versuchen Sie, Abwechslung hineinzubringen: Laufen Sie 100 Schritte schnell und dann 200 Schritte langsam und wiederholen Sie mehrmals den Wechsel.
- Wandern kann man bei jedem Wetter und zu jeder Jahreszeit; achten Sie aber auf gute Wanderschuhe und luftdurchlässige Kleidung. Wege mit Steigungen und Gefälle fordern mehr. Atmen Sie bei Steigungen durch die Nase.
- Radfahren hält den Kreislauf fit und kräftigt die Beine, doch Bauch und Po bleiben relativ unbelastet.

- Schwimmen beansprucht alle Muskeln und Gelenke, ohne sie zu belasten. Achten Sie aber darauf, daß Sie nicht auskühlen.
- Gymnastik: Ein gutes Gymnastikprogramm fordert den ganzen Körper. Gehen, Laufen, Federn, Springen und Schwingen wechseln einander ab. Geturnt wird mit Hilfsmitteln, etwa Ball, Seil oder Reifen, oder auch ganz ohne. Die Musik inspiriert zu harmonischen, fließenden und rhythmischen Bewegungen.

Fünfter Tag: Vitamin B1, Vitamin B2

Steckbrief: Vitamin B 1

Allgemeines: Vitamin B1 oder Thiamin verursacht bei unzureichender Versorgung die Beriberi-Krankheit.

Tagesbedarf: Kinder 0,7–1,4 mg, Erwachsene 1,1–1,6 mg.

Wirkungen: Stärkt die Nerven und beteiligt sich am Abbau von Kohlenhydraten, gewinnt aus der Glukose Energie.

Mangelerscheinungen: Konzentrationsschwäche, Gewichtsverlust, Müdigkeit, später Wadenkrämpfe und Muskellähmungen.

Vorkommen: Vollkornprodukte, Hülsenfrüchte, Schweinefleisch.

Anmerkungen: Magensäureblocker hemmen die Aufnahme von Vitamin B1, Vitamin C und Pflanzenöle verbessern sie.

Steckbrief: Vitamin B2

Allgemeines: Kommt nahezu überall vor und ist damit eines der am weitesten verbreiteten Vitamine.

Tagesbedarf: Kinder 0,8–1,5 mg, Erwachsene 1,5–1,8 mg.

Wirkungen: Bestandteil vieler Enzyme, wichtig bei der Energiegewinnung.

Mangelerscheinungen: Störungen an Haut, Haaren und Nägeln.

Vorkommen: Milch und Milchprodukte, Vollkorngetreide, Hefe, Spinat, Fleisch.

Anmerkungen: Mangelerscheinungen kommen praktisch nicht vor. Überschüssiges Vitamin wird über den Harn wieder ausgeschieden.

Rezepte

Frühstück: Hafermüsli

30 g Hafer, grob geschrotet
Wasser, 100 ml Milch (1,5 % Fett)
3 ungeschwefelte Aprikosen, getrocknet und gewürfelt
1 EL ungeschwefelte Rosinen (15 g)
flüssiger Süßstoff
Kaffee oder Tee

Den Hafer mit Wasser einweichen, ca. 10 Minuten quellen lassen.
Mit den restlichen Zutaten vermengen und nach Belieben mit Süßstoff abschmecken.
**(0,23 mg Vitamin B1, 0,31 mg Vitamin B2, 2307 µg Zink,
271 kcal / 1138 kJ)**

Zwischenmahlzeit: Zitronenquarkspeise

200 g Magerquark
2 EL Mineralwasser
1 EL Zitronensaft
flüssiger Süßstoff

Den Magerquark mit Mineralwasser glattrühren, Zitronensaft dazugeben, nach Geschmack mit Süßstoff abschmecken.
**(0,08 mg Vitamin B1, 0,62 mg Vitamin B2, 1140 µg Zink,
156 kcal / 655 kJ)**

Mittagessen:
Schnittlauch-Kartoffel-Pfannkuchen, Eisbergsalat

250 g Kartoffeln, gekocht und in Scheiben geschnitten
1 TL Pflanzenöl, Jodsalz
Pfeffer, Rosmarin, 1 Ei, 1 TL Wasser
$^1/_2$ Bund Schnittlauch, in Röllchen geschnitten
$^1/_2$ Kopf Eisbergsalat, zerpflückt
100 g Dickmilch (1,5 % Fett)
1 EL Zitronensaft
Cayennepfeffer

Die Kartoffelscheiben mit Pflanzenöl in einer beschichteten Pfanne leicht anbräunen, mit Jodsalz, Pfeffer und Rosmarin würzen. Das Ei mit Wasser und Schnittlauch verquirlen, über die Kartoffeln geben und stocken lassen. Den Eisbergsalat putzen, aus Dickmilch, Zitronensaft, Jodsalz, Cayennepfeffer und Schnittlauch eine Marinade anrühren und über den Salat geben.

(0,47 mg Vitamin B1, 0,62 mg Vitamin B2, 2735 µg Zink, 372 kcal / 1562 kJ)

Nachmittags:
200 g frische Ananas
(0,18 mg Vitamin B1, 0,06 mg Vitamin B2, 520 µg Zink, 114 kcal / 479 kJ)

Abendessen: Fenchelrohkost mit Banane, Vollkorntoast
1 Fenchelknolle, grob geraspelt (100 g)
50 g Banane, in Scheiben geschnitten
2 EL saure Sahne (30 g, 10 % Fett)
2 EL Zitronensaft, Jodsalz
1 EL Haselnüsse, gehackt (10 g)
1 Scheibe Vollkorntoast (30 g)
1 TL Halbfettmargarine (5 g)

Den Fenchel und die Bananenscheiben in eine Schüssel geben. Aus saurer Sahne, Zitronensaft, Jodsalz und gehackten Haselnüssen eine Marinade anrühren, über die Rohkost geben und vermengen.
(0,32 mg Vitamin B1, 0,97 mg Vitamin B2, 1622 µg Zink, 307 kcal / 1290 kJ)

Gesamtbilanz:
1,28 mg Vitamin B1, 2,58 mg Vitamin B2, 8324 µg Zink, 1220 kcal / 5124 kJ

Der Tip: *Der Sonne entgegen*
Der Mangel an Licht macht krank, er schlägt auf die Stimmung und schwächt die Abwehr. Tanken Sie Licht und Sonne, suchen Sie Tageslicht, wann immer es geht.

- Stellen Sie Ihren Schreibtisch ans Fenster. Machen Sie in Ihrer Frühstückspause einen Spaziergang. Sogar ein bedeckter Himmel ist besser als noch so viele Glühlampen.
- Falls Ihre Küche im dunklen Teil der Wohnung liegt, nehmen Sie die Arbeit mit ins Helle. Kunstlicht wirkt wie die Dämmerung.
- Planen Sie Anfang November eine Sonnenkur, etwa Ausflüge in die Berge oder einen Urlaub im Süden. Das rüstet die Abwehr für die dunklen Wintermonate.
- Sonne schafft gute Laune, und Lachen stärkt die Abwehr.

Sechster Tag: Vitamin B6, Vitamin B12

Steckbrief: Vitamin B6

Allgemeines: In der Natur gibt es mehrere biologisch aktive Vitamine. Vitamin B6 ist weit verbreitet.

Tagesbedarf: Kinder 0,9 –1,8 mg, Erwachsene 1,6–2,1 mg.

Wirkungen: Sorgt für ein gesundes Wachstum; mischt beim Eiweißstoffwechel mit.

Mangelerscheinungen: Müdigkeit, Konzentrationsschwäche, Gereiztheit, Muskelkrämpfe, Sprachstörungen.

Vorkommen: Vollkornbrot, Bananen, Fleisch, Fisch, Soja.

Anmerkungen: Eine leichte Unterversorgung ist nicht selten, echte Mangelerscheinungen sind bei normaler Kost unwahrscheinlich. Kraftsportler brauchen mehr. B6 wird im Zusammenhang mit dem prämenstruellen Syndrom diskutiert. Zu hohe Dosen führen zu den gleichen Symptomen wie zuwenig Vitamin.

Steckbrief: Vitamin B12

Allgemeines: Vitamin B12 ist das einzige wasserlösliche Vitamin, das in der Leber über Monate hinweg gespeichert wird.

Tagesbedarf: Kinder 1,0–3,0 µg, Erwachsene 3,0 µg.

Wirkungen: Wichtig für die Neubildung der Zellen, Blutbildung, Wachstum.

Mangelerscheinungen: Brennen auf der Zunge, Blutarmut, Störungen im Nervensystem.

Vorkommen: Nur in tierischen Lebensmitteln, also Milch, Milchprodukten, Eiern, Fleisch, Fisch, Innereien.
Anmerkungen: Gefährdet sind besonders strenge Vegetarier.

Rezepte

Frühstück:
1 Scheibe Vollkornbrot (45 g)
50 g Camembert (30 % Fett)
1 TL Konfitüre (10 g)
Kaffee oder Tee

Das Vollkornbrot mit Camembert belegen, die Konfitüre darauf verteilen.
(0,28 mg Vitamin B6, 1,6 µg Vitamin B12, 2645 µg Zink, 248 kcal / 1042 kJ)

Zwischenmahlzeit:
1 Scheibe Vollkornknäckebrot
1 EL Magerquark (30 g)
1 Kiwi, in Scheiben geschnitten

Das Vollkornknäckebrot mit Magerquark bestreichen, die Kiwi fächerartig darauf anordnen.
(0,05 mg Vitamin B6, 481 µg Zink, 90 kcal / 378 kJ)

Mittagessen: Rindsroulade mit Kartoffeln und Rosenkohl
125 g Rindsroulade
1 TL Senf, Paprika
$^1/_2$ Zwiebel, gewürfelt (25 g)
1 Gewürzgurke, gewürfelt (20 g)
1 Scheibe magerer gekochter Schinken (30 g)
$^1/_2$ Tomate, gewürfelt (25 g)
100 ml Instantgemüsebrühe
1 TL Tomatenmark
200 g Kartoffeln, 200 g Rosenkohl
Muskatnuß, gerieben
Jodsalz, Pfeffer

Die Roulade mit Senf bestreichen und mit Paprika bestreuen, mit Zwiebeln, Essiggurke, Schinken und Tomate füllen, aufrollen und mit einer Klammer zusammenhalten. Roulade in einer beschichteten Pfanne rundherum fettlos anbraten. Mit der Gemüsebrühe auffüllen, Tomatenmark einrühren und gar schmoren. Inzwischen die Kartoffeln in Wasser ca. 20 Minuten kochen, pellen. Den Rosenkohl mit wenig Wasser bißfest garen, mit Muskat, Jodsalz und Pfeffer abschmecken. Zur Roulade und den Kartoffeln reichen.
(1,12 mg Vitamin B6, 2,75 µg Vitamin B12, 5930 µg Zink, 439 kcal / 1844 kJ)

Nachmittags:
1 Orange (mit Schale 200 g)
(0,08 mg Vitamin B6, 200 µg Zink, 77 kcal / 323 kJ)

Abendessen:
Sauerkrautsalat, Vollkornknäckebrot mit Edamer
150 g frisches Sauerkraut
100 g Apfel, grob geraspelt
1 EL Pflanzenöl
1 TL Zitronensaft
1 EL Wasser, Jodsalz
flüssiger Süßstoff
1 TL Meerrettich, gerieben
1 Scheibe Vollkornknäckebrot
1 TL Halbfettmargarine (5 g)
1 Scheibe Edamer (30 g, 30 % Fett)
1 TL Schnittlauch, in Röllchen geschnitten

Das Sauerkraut und den geraspelten Apfel in eine Schüssel geben. Aus Pflanzenöl, Zitronensaft, Wasser, Jodsalz, Süßstoff und Meerrettich eine Marinade anrühren, über die Rohkost geben und vermengen. Das Vollkornknäckebrot mit Halbfettmargarine bestreichen, mit dem Edamer belegen. Schnittlauch darüberstreuen.
(0,4 mg Vitamin B6, 2,4 µg Vitamin B12, 921 µg Zink, 299 kcal / 1256 kJ)

Gesamtbilanz:
1,93 mg Vitamin B6, 6,75 µg Vitamin B12, 10177 µg Zink,
1153 kcal / 4843 kJ

Der Tip: *Leben nach der inneren Uhr*
Wir leben im Takt – 24 Stunden, 7 Tage, ein Jahr –, und das rhythmische Auf und Ab trifft auch unsere Abwehr. Je besser wir uns darauf einstellen, desto geringer belasten wir uns zusätzlich.

- Morgens reagiert der Körper besonders intensiv auf den Wechsel von warm auf kalt – ideal zum Abhärten.
- Ausdauersport läßt sich am Nachmittag besser trainieren: Dann ist der Körper ganz auf Leistung eingestellt.
- Verlangen Sie von sich keine Höchstleistungen zur Mittagszeit. Der Körper macht das nicht mit.
- Der Abend gehört der Erholung und Entspannung.
- Schlafen Sie ausreichend. Die Abwehr braucht diese Zeit zum Auftanken.
- Gehen Sie im Winter viel an die frische Luft – das härtet ab.

Siebter Tag: Niacin

Steckbrief: Niacin

Allgemeines: In geringem Umfang kann der Körper selbst Niacin bilden.
Tagesbedarf: Kinder 9–17 mg, Erwachsene 15–20 mg.
Wirkungen: Niacin wird in ein lebenswichtiges Enzym (NAD$^+$/NADP$^+$) eingebaut, übernimmt Funktionen im gesamten Stoffwechsel und liefert Energie.
Mangelerscheinungen: Hauterscheinungen, Durchfall, Bauchweh, nervöse Störungen. Bei extremem Mangel entsteht die Pellagra-Krankheit.
Vorkommen: Gemüse, Getreide, Fleisch, Kaffee.
Anmerkungen: Ein Mangel kommt nur bei extrem einseitiger Ernährung, etwa mit Mais, vor; Niacin senkt die Blutfettwerte, verringert Ohrgeräusche und beugt Kopfschmerzen im Zusammenhang mit dem prämenstruellen Syndrom vor.

Rezepte

Frühstück:

1 Mehrkornbrötchen (50 g)
1 TL Tomatenmark
1 Scheibe Tilsiter (30 g, 30 % Fett)
1 TL Schnittlauch, in Röllchen geschnitten
200 ml Tomatensaft, Kaffee oder Tee

Das Mehrkornbrötchen mit Tomatenmark bestreichen, mit Tilsiter belegen und mit Schnittlauch bestreuen.
(2,5 mg Niacin, 1917 µg Zink, 258 kcal / 1084 kJ)

Zwischenmahlzeit: Orangendickmilch

250 ml Dickmilch (1,5 % Fett)
50 ml Orangensaft (ungesüßte Handelsware)
Zitronensaft, flüssiger Süßstoff

Die Dickmilch mit dem Orangen- und Zitronensaft vermengen, nach Belieben mit Süßstoff süßen.
(3 mg Niacin, 985 µg Zink, 104 kcal / 437 kJ)

Mittagessen: Fisch-Gemüse-Topf

1 Bund Suppengrün, klein geschnitten
200 ml Wasser, Jodsalz, Zitronensaft,
Cayennepfeffer, 1 Lorbeerblatt
1 TL unbehandelter Orangenschale, abgerieben
120 g Kabeljau, gewürfelt
150 g Kartoffeln, gekocht und gewürfelt
2 TL Parmesan, gerieben (20 g)
1 EL Dill, fein gewiegt

Das Suppengrün in Wasser mit Jodsalz, Zitronensaft, Cayennepfeffer, Lorbeerblatt und der abgeriebenen Orangenschale ca. 5 Minuten garen. Den Heilbutt und die Kartoffeln dazugeben, den Parmesan darüberstreuen; kurz aufkochen lassen, von der Herdplatte nehmen und zugedeckt ca. 5 Minuten ziehen lassen. Mit Dill bestreuen und servieren.
(10,5 mg Niacin, 2791 µg Zink, 302 kcal / 1268 kJ)

Nachmittags:
1 mittelgroßer Apfel
(0,5 mg Niacin, 180 µg Zink, 75 kcal / 315 kJ)

Abendessen:
Linsensalat mit Vollkornbrot und Putenbrust
50 g Linsen, gekeimt
1 TL Pflanzenöl
1 TL Essig, 1 EL Wasser
Kräutersalz, schwarzer Pfeffer
$^1/_2$ Knoblauchzehe, durchgepreßt
1 Frühlingszwiebel, fein gewürfelt
1 EL Petersilie, fein gewiegt
1 Scheibe Vollkornbrot (45 g)
1 TL Halbfettmargarine (5 g)
1 Scheibe Putenbrust (25 g)

Die Linsenkeime in eine Schüssel geben. Aus Pflanzenöl, Essig und Wasser eine Marinade anrühren, mit Kräutersalz, Pfeffer und Knoblauch kräftig abschmecken. Zusammen mit der Frühlings-zwiebel und Petersilie zu den Linsenkeimen geben und unterheben. Das Vollkornbrot mit Halbfettmargarine bestreichen und mit Putenbrust belegen.
(2,5 mg Niacin, 3895 µg Zink, 360 kcal / 1512 kJ)

Gesamtbilanz:
19 mg Niacin, 9768 µg Zink, 1099 kcal / 4616 kJ

Der Tip: *Entspannung tut not*
Innere Ruhe beruhigt die Nerven und überträgt sich auf die Organe. Davon profitiert die Abwehr.
• Lernen Sie, sich zu entspannen. Geeignete Methoden sind autogenes Training, progressive Muskelentspannung, Atemtherapie, Yoga oder das chinesische T'ai Chi und Qi Gong. Wahrscheinlich müssen Sie einiges ausprobieren, bis Sie die richtige Technik gefunden haben und sie beherrschen.

- Schaffen Sie sich Rituale für den Übergang von der Arbeit zur Freizeit. Viele Engländer genießen nach Feierabend erst einen Drink im Pub, bevor sie nach Hause gehen. Vielleicht können Sie mit dem Fahrrad zur Arbeit fahren. Auf dem Heimweg strampeln Sie sich den Streß weg und kommen fast schon entspannt heim. Solche Übergänge helfen dem Körper und Ihrer Psyche beim Umschalten und tanken auf.
- Machen Sie Urlaub. Schlaf, Bewegung, frische Luft, nette Menschen und neue Sinnesreize bauen auch eine völlig ausgepowerte Abwehr wieder auf.

Achter Tag: Folsäure

Steckbrief: Folsäure

Allgemeines: Folsäure gehört zur Vitamin-B-Gruppe. Sehr viele Menschen leiden unter einem latenten Mangel.

Tagesbedarf: Kinder 120 –300 µg, Erwachsene 300 µg, schwangere Frauen 600 µg.

Wirkungen: Notwendig zur Zellneubildung, ist maßgeblich an allen Wachstums- und Entwicklungsprozessen beteiligt.

Mangelerscheinungen: Appetitmangel, Übelkeit, Erbrechen, Durchfall, Fieber; Anämie, Immunschwäche. Ein dauerhaftes Kränkeln geht oft auf einen Mangel an Folsäure zurück.

Vorkommen: Blattsalate, Vollkornprodukte, Eier, Orangensaft, Champignons.

Anmerkungen: Extrem empfindliches Vitamin.

Rezepte

Frühstück:
1 Vollkornbrötchen (45 g)
2 EL Hüttenkäse (60 g, 20 % Fett)
2 TL Honig (20 g), Kaffee oder Tee

Das Vollkornbrötchen aufschneiden, beide Hälften mit Hüttenkäse und Honig bestreichen.
(17 µg Folsäure, 837 µg Zink, 245 kcal / 1029 kJ)

Zwischenmahlzeit:
1 Orange (mit Schale 200 g)
(70 µg Folsäure, 200 µg Zink, 77 kcal / 323 kJ)

Mittagessen: Vollkornnudeln mit Zucchini
2 EL Joghurt (30 g, 1,5 % Fett)
1 TL Basilikum, tiefgekühlt und gehackt
1 EL saure Sahne (15 g, 10 % Fett)
Jodsalz, Pfeffer
100 g Zucchini, in dünne Scheiben geschnitten
1 EL Pflanzenöl
50 g Vollkornnudeln (Rohgewicht)

Joghurt, Basilikum, saure Sahne, Jodsalz und Pfeffer verrühren.
Die Zucchini in einer beschichteten Pfanne in heißem Pflanzenöl
anbraten, mit Jodsalz und Pfeffer würzen. Die Vollkornnudeln in
kochendem Salzwasser al dente kochen, mit Sauce und Zucchini
vermengen und sofort servieren.
(39 µg Folsäure, 1030 µg Zink, 326 kcal / 1369 kJ)

Nachmittags:
250 ml Buttermilch
3 Vollkornbutterkekse
(4 µg Folsäure, 925 µg Zink, 150 kcal / 630 kJ)

Abendessen: Broccolicremesuppe, Käsebrot
$^1/_2$ Zwiebel, gewürfelt (25 g)
$^1/_2$ Knoblauchzehe, durchgepreßt
100 g Broccoli, in kleine Röschen zerteilt
200 ml Instantgemüsebrühe
1 TL süße Sahne (30 % Fett)
Jodsalz, Pfeffer, Muskatnuß, gerieben
Basilikum, tiefgekühlt und gehackt
1 Scheibe Mehrkornbrot (45 g)
1 TL Halbfettmargarine (5 g)
1 Scheibe Emmentaler (30 g, 45 % Fett)
$^1/_2$ Paprikaschote, in Streifen geschnitten

Die Zwiebel mit Knoblauch in einer beschichteten Pfanne andünsten; Broccoli dazugeben, mit der Gemüsebrühe ablöschen
und ca. 10 bis 15 Minuten kochen. Anschließend mit süßer
Sahne, Jodsalz, Pfeffer, Muskat und Basilikum abschmecken.
Zum Schluß die Suppe im Mixer pürieren, servieren. Das Mehrkornbrot mit Halbfettmargarine bestreichen, mit Emmentaler und
Paprikastreifen belegen.
(133 µg Folsäure, 3958 µg Zink, 322 kcal / 1353 kJ)

Gesamtbilanz:
263 µg Folsäure, 6950 µg Zink, 1120 kcal / 4704 kJ

Der Tip: *Unser größtes Immunorgan – der Darm*
Wußten Sie schon: Unser größtes Abwehrorgan ist der Darm. In
voller Länge und Fläche bedeckt der Darm 200 bis 300 Quadrat-
meter. Damit ist er die größte Kontaktfläche des Menschen mit seiner Umwelt. Er muß sich fortlaufend mit Fremdstoffen und aller-
gieauslösenden Substanzen auseinandersetzen und braucht eine
starke Abwehr. Viele Krankheiten, chronische Leiden vor allem
und allergische Reaktionen, nehmen ihren Ausgang im Darm. Die
Abwehr hängt direkt von der Besiedlung durch die »richtigen«
Keime ab.
- Antibiotika zerstören die Darmflora.
- Eine gesunde Mischkost und Ballaststoffe halten die Darmbak-
  terien und -keime fit.
- Milchsäurebakterien aus Joghurt, Molke oder Sauerkraut brin-
  gen Nachschub an »guten« Keimen.
- Abführmittel, Fast food und Trägheit setzen dem Darm zu.

Neunter Tag: Vitamin C
Steckbrief: Vitamin C

Allgemeines: Der chemische Name Ascorbinsäure geht auf seine
Wirkung gegen Skorbut zurück. Die Tiere, außer Menschenaffen,
Meerschweinchen und einigen Vogelarten, können Vitamin C
selbst herstellen.

Tagesbedarf: Kinder 55–57 mg, Erwachsene 75 mg.

Wirkungen: Zuständig für die Synthese des Kollagens, wirkt sich aus auf Haut, Knochen, Zähne, Bindegewebe, Wundheilung; fängt Freie Radikale, verbessert die Eisenaufnahme, wirkt auf die menschliche Psyche ein.

Mangelerscheinungen: Häufige Infektionen, Akne, Muskel- und Gliederschmerzen, Müdigkeit, Gleichgültigkeit.

Vorkommen: Obst, Gemüse, Kartoffeln.

Anmerkungen: Die Schutzwirkung sehr hoher Dosen ist umstritten. Eine Überdosierung durch Lebensmittel ist nicht möglich.

Rezepte

Frühstück:
1 Scheibe Mehrkornbrot (45 g)
1 EL Magerquark (30 g)
1 TL Konfitüre (10 g)
200 ml Orangensaft (ungesüßte Handelsware)
1 Kiwi, in Scheiben geschnitten
Kaffee oder Tee

Das Mehrkornbrot mit Magerquark und Konfitüre bestreichen.
(184 mg Vitamin C, 1356 µg Zink, 303 kcal / 1273 kJ)

Zwischenmahlzeit:
1 Scheibe Vollkornknäckebrot
1 TL Halbfettmargarine (5 g)
1 Scheibe Edamer (30 g, 30 % Fett)
200 g Salatgurke

Das Vollkornknäckebrot mit Halbfettmargarine bestreichen und mit Edamer belegen.
(16 mg Vitamin C, 641 µg Zink, 160 kcal / 672 kJ)

Mittagessen: Blumenkohl mit Tomatensauce
100 g Kartoffeln, geschält und in Spalten geschnitten
Jodsalz, 400 g Blumenkohl, in Röschen zerteilt
$^1/_2$ Zwiebel, fein gewürfelt (25 g)

1 TL Pflanzenöl
100 g Tomaten, passiert
italienische Kräuter, getrocknet
Pfeffer aus der Mühle
1 TL Parmesan, gerieben (10 g)
$^1/_2$ Bund Petersilie, gehackt

Die Kartoffeln in leicht gesalzenem Wasser ca. 15 Minuten garen, den Blumenkohl separat ebenfalls in gesalzenem Wasser 20 Minuten garen. Die Zwiebelwürfel in Pflanzenöl glasig dünsten, passierte Tomaten dazugeben und verrühren, mit italienischen Kräutern, Pfeffer und Jodsalz pikant würzen. Kartoffeln und Blumenkohl auf einem Teller anrichten, mit Tomatensauce übergießen und mit Parmesan und Petersilie bestreuen.
(228 mg Vitamin C, 2080 µg Zink, 267 kcal / 1121 kJ)

Nachmittags:
1 Orange (mit Schale 200 g)
(75 mg Vitamin C, 200 µg Zink, 77 kcal / 324 kJ)

Abendessen:
Apfel-Lauch-Salat, Vollkornbrötchen mit Geflügelwurst
50 g Lauch, in sehr feine Streifen geschnitten
50 g Apfel, gestiftelt
2 EL Magerjoghurt (30 g)
Zitronensaft, Jodsalz
flüssiger Süßstoff
1 EL Kräuter, gehackt
1 Vollkornbrötchen (50 g)
1 EL Salatcreme (15 g)
2 Scheiben magere Geflügelwurst (60 g)

Den Lauch und die Apfelstifte in eine Schüssel geben. Aus Magerjoghurt, Zitronensaft, Jodsalz, Süßstoff und Kräutern eine Marinade anrühren und unterheben. Das Vollkornbrötchen aufschneiden, mit Salatcreme bestreichen und mit Geflügelwurst belegen.
(18,5 mg VitaminC, 2080 µg Zink, 306 kcal / 1285 kJ)

Gesamtbilanz:
521,5 mg Vitamin C, 6357 µg Zink, 1113 kcal / 4675 kJ

Der Tip: *Entschlacken und Entgiften*
Stoffwechselrückstände und Schlacken belasten unnötig die Abwehr und überfordern sie in vielen Fällen sogar. Befreien Sie sich regelmäßig von all dem unnützen »Müll« und schaffen Sie dem Immunsystem den nötigen Freiraum. So geht's:
- Den Darm entlasten Sie, indem Sie ihn ruhigstellen und reinigen. Am effektivsten ist eine Darmkur oder Heilfasten.
- Durch Schwitzen schwemmen Sie die Ablagerungen aus der Haut. Sie fördern das Schwitzen mit warmen Wickeln, indem Sie ins warme Badewasser nach und nach heißes Wasser zugeben und danach lauwarm duschen oder, am einfachsten, indem Sie in die Sauna gehen.
- Harntreibende Tees oder Pflanzensäfte spülen die Nieren durch, kleinere Steine gehen mit ab. Dazu eignen sich Zubereitungen aus Birkenblättern, Brennessel, Löwenzahn und Zinnkraut.
- Die Lunge halten Sie mit einer angemessenen, befreienden Atemtechnik sauber.

Zehnter Tag: Kalzium
Steckbrief: Kalzium

Allgemeines: Kalzium verbraucht der Körper in großen Mengen, rund 99 Prozent oder 1,5 Kilogramm stecken in den Knochen.
Tagesbedarf: Kinder 600–1000 mg, Erwachsene 800–1200 mg.
Wirkungen: Baut die Knochen auf, ist Teil vieler Enzyme und unverzichtbar für die Muskelarbeit und Blutgerinnung.
Mangelerscheinungen: Die Knochen verlieren an Substanz und brechen leicht.
Vorkommen: Milch und Milchprodukte, verschiedene Gemüsesorten.
Anmerkungen: Der Körper nimmt Kalzium zusammen mit Vitamin D und Milchzucker leichter auf; ausreichende Mengen Kalzium beugen Osteoporose vor, ein Zuviel des Minerals begünstigt die Bildung von Harnsteinen.

Rezepte

Frühstück:
5 EL Cornflakes (10 g)
100 g Banane, in Scheiben geschnitten
150 ml Milch (1,5 % Fett)
$^1/_2$ Grapefruit rosé
Kaffee oder Tee

Die Cornflakes und Bananenscheiben mit Milch begießen, die Grapefruit dazu essen.
(210 mg Kalzium, 1400 µg Zink, 252 kcal / 1058 kJ)

Zwischenmahlzeit:
2 Kiwis
(80 mg Kalzium, 100 kcal / 420 kJ)

Mittagessen: Nudelauflauf
150 g Lauch, in dünne Ringe geschnitten
150 g Zucchini, in dünne Scheiben geschnitten
150 ml Instantgemüsebrühe
30 g Vollkornnudeln (Rohgewicht)
2 Tomaten, in Scheiben geschnitten und halbiert (100 g)
2 EL Petersilie, gehackt
Jodsalz, Pfeffer
1 Scheibe Tilsiter, kleingeschnitten (30 g, 30 % Fett)

Den Lauch und die Zucchini in der Gemüsebrühe ca. 5 Minuten dünsten. Die Vollkornnudeln in Salzwasser bißfest garen, Gemüse, Nudeln und Tomaten in eine feuerfeste Auflaufform geben. Mit Jodsalz und Pfeffer würzen und mit Petersilie bestreuen. Den kleingeschnittenen Käse auf dem Auflauf verteilen. Im vorgeheizten Backofen das Ganze bei 180 °C ca. 10 Minuten überbacken.
(510 mg Kalzium, 4060 µg Zink, 335 kcal / 1407 kJ)

Nachmittags:
1 mittelgroße Birne
(12 mg Kalzium, 460 µg Zink, 80 kcal / 336 kJ)

Abendessen: Handkäse mit Musik

100 Harzer Käse (10 % Fett)

$^1/_2$ Zwiebel, fein gewürfelt (25 g)

1 EL Pflanzenöl, 2 EL Essig, 1 EL Wasser

Jodsalz, Pfeffer

1 Scheibe Roggenbrot (45 g)

1 TL Halbfettmargarine (5 g)

Den Harzer Käse auf einem Teller anrichten. Aus Zwiebeln, Pflanzenöl, Essig, Wasser, Jodsalz und Pfeffer eine Marinade anrühren und über den Harzer Käse geben. Ziehen lassen. Das Roggenbrot mit Halbfettmargarine bestreichen und dazu essen.

(167 mg Kalzium, 3295 µg Zink, 344 kcal / 1445 kJ)

Gesamtbilanz:

979 mg Kalzium, 9215 µg Zink, 1111 kcal / 4666 kJ)

Der Tip: *Entlastungstage – kleine Fastenzeiten im Alltag*

Ein oder zwei Entlastungstage zwischendurch wirken befreiend und regen die Abwehr an. Am einfachsten ist es, Sie führen einen festen Entlastungstag ein: Der erste Montag im Monat ist Reistag, der zweite ein Obsttag, der dritte ein Kartoffeltag, und der vierte ist wieder ein Obsttag. So geht es:

• Reistag: Nehmen Sie insgesamt 150 Gramm Naturreis und würzen Sie ihn mit Kräutern. Sie beginnen morgens mit Obst, mittags gibt es 100 Gramm salzlos gekochten Reis mit Kräutern. Abends dürfen Sie den Reis mit einem ungesüßten Apfelkompott verfeinern.

• Obsttag: Sie verzehren über den Tag verteilt 1,5 Kilogramm Obst nach Wahl.

• Kartoffeltag: Wenn Sie zum Frühstück keine Kartoffeln mögen, nehmen Sie einfach 400 Gramm Obst. Zu Mittag kochen Sie sich ein Kartoffelgericht: Pellkartoffeln mit Kräutern, Kartoffelbrei, Backkartoffeln, Folienkartoffeln mit Kräuterquark oder Kartoffelsuppe. Suchen Sie sich aus, was Ihnen schmeckt. Erlaubt sind 400 Gramm Kartoffeln. Abends gibt es noch einmal 200 Gramm.

- Ein Apfeltag entwässert: Trinken Sie zum Frühstück ein Glas Apfelsaft mit Zitronenspritzern und Honig. Für den Vormittag legen Sie zwei rohe Äpfel bereit. Mittags kochen Sie sich Reis mit gedünstetem Apfel. Zum Abendessen lassen Sie sich ein Knäckebrot mit magerem Käse oder Quark schmecken.

Elfter Tag: Kalium

Steckbrief: Kalium

Allgemeines: Kalium ist der Gegenspieler des Natriums. Kalium konzentriert sich zu 90 Prozent in den Zellen, Natrium bleibt außerhalb. Zusammen regeln sie den Wasserhaushalt.

Tagesbedarf: Kinder 1–2 g, Erwachsene 2–3 g.

Wirkungen: Lebenswichtig für das Herz, regelt den Wasserhaushalt, vermittelt die Reize zwischen Nervenzelle und Muskel.

Mangelerscheinungen: Muskelschwäche, Übelkeit, Herzrhythmusstörungen, niedriger Blutdruck.

Vorkommen: Kakao, Soja, Bierhefe, Trockenobst, Weizenkeime, Gemüse.

Anmerkungen: Ein Mißbrauch von Abführmitteln, Doping, langfristig angewandten Entwässerungsmitteln führt zu Kaliummangel.

Rezepte

Frühstück:
100 g Orange, gewürfelt, 125 g Dickmilch (1,5 % Fett)
1 TL Sonnenblumenkerne (10 g)
1 EL ungeschwefelte Rosinen (15 g), Kaffee oder Tee

Die Orangenwürfel vorsichtig mit Dickmilch, Sonnenblumenkernen und Rosinen vermengen.
(595 mg Kalium, 937 µg Zink, 221 kcal / 928 kJ)

Zwischenmahlzeit:
1 mittelgroße Banane
(580 mg Kalium, 440 µg Zink, 130 kcal / 546 kJ)

Mittagessen: **Überbackene Aubergine mit Gurkensalat**
1 Aubergine (300 g)
30 g Vollkornreis (Rohgewicht)
1 Möhre, gewürfelt (75 g)
1 Tomate, gehäutet und gewürfelt (50 g)
2 TL Tomatenmark
Rosmarin, Jodsalz, Pfeffer
30 g Tilsiter, gerieben (30 % Fett)
1 TL Sonnenblumenkerne (10 g)
100 g Dickmilch (1,5 % Fett), Zitronensaft
250 g Salatgurke, gehobelt

Die Aubergine im geschlossenen Topf ca. 10 Minuten mit etwas Wasser vorgaren. Den Reis unterdessen in etwas Wasser ca.
30 Minuten quellen lassen, mit der Möhre, der Tomate und dem
Tomatenmark vermischen und mit Rosmarin, Jodsalz und Pfeffer
abschmecken. Die Aubergine halbieren und aushöhlen, das
Fruchtfleisch unter die Reismasse heben und die Auberginenhälf-
ten damit füllen. Mit Käse und Sonnenblumenkernen bestreuen, im
Backofen bei 200 °C 20 Minuten überbacken. Aus Dickmilch, Zitronensaft, Jodsalz und Pfeffer eine Marinade rühren und über die
Gurken geben, den Salat zur Aubergine reichen.
(1936 mg Kalium, 4207 µg Zink, 395 kcal / 1659 kJ)

Nachmittags:
2 Kiwis
(590 mg Kalium, 100 kcal / 420 kJ)

Abendessen: **Sellerierohkost mit Camembertbrot**
150 g Sellerie, grob geraspelt
1 EL Haselnüsse, grob gehackt (20 g)
100 g Magerjoghurt
1 EL Zitronensaft
flüssiger Süßstoff
1 Vollkornknäckebrot
1 TL Halbfettmargarine (5 g)
30 g Camembert (30 % Fett)

Den Sellerie zusammen mit den Haselnüssen in eine Schüssel geben. Aus Magerjoghurt und Zitronensaft eine Marinade anrühren, mit Süßstoff abschmecken und über die Rohkost verteilen. Das Vollkornknäckebrot mit Halbfettmargarine bestreichen, mit Camembert belegen.
(794 mg Kalium, 2699 µg Zink, 315 kcal / 1323 kJ)

Gesamtbilanz:
4495 mg Kalium, 8283 µg Zink, 1161 kcal / 4876 kJ

Der Tip: *Vollwertig und vielseitig*
Eine ausgewogene Mischkost mit viel frischem Obst und Gemüse liefert ausreichend Nährstoffe, Vitamine und Mineralien. Idealerweise enthält Ihre Nahrung:
- 50 bis 60 Prozent Kohlenhydrate: Brot, Kartoffeln, Reis, Nudeln, Getreide
- 25 bis 35 Prozent Fett: Nüsse, Oliven, Fisch, Pflanzensamen und hochwertige Pflanzenöle, (wenig) tierische Fette
- 10 bis 20 Prozent Eiweiß: Sojabohnen, Kartoffeln, Keimlinge, Erbsen, Linsen, Fleisch, Fisch, Eier und Milch.

Zwölfter Tag: Jod

Steckbrief: Jod

Allgemeines: Fast alles aufgenommene Jod gelangt in die Schilddrüse.
Tagesbedarf: Kinder 100–200 µg, Erwachsene 180–200 µg.
Wirkungen: Wird in die Schilddrüsenhomone eingebaut, die auf den gesamten Stoffwechsel wirken.
Mangelerscheinungen: Alle körperlichen Vorgänge laufen etwas langsamer ab. Trockene Haut, träger Darm, häufige Infekte, später auch Kropfbildung.
Vorkommen: Meeresfisch, jodiertes Speisesalz.
Anmerkungen: Der normale Bedarf ist mit üblicher Ernährung nicht zu decken, deshalb raten Experten dringend zu Jodsalz. Jodman-

gel während der Schwangerschaft kann zu Entwicklungsstörungen des Kindes führen.

Rezepte

Frühstück:
3 EL Vollkornhaferflocken (30 g)
100 g Hüttenkäse (20 % Fett)
$^1/_2$ Apfel, gewürfelt (75 g)
Kaffee oder Tee

Die Vollkornhaferflocken mit Hüttenkäse und Apfelwürfeln vorsichtig vermengen.
(8 µg Jod, 1960 µg Zink, 250 kcal / 1050 kJ)

Zwischenmahlzeit:
1 Becher Joghurt (150 g, 1,5 % Fett)
1 TL lösliches Kaffeepulver
flüssiger Süßstoff
2 Müslizwiebäcke (20 g)

Den Joghurt mit dem Kaffeepulver verrühren, eventuell mit Süßstoff süßen und Müslizwieback dazu essen.
(6 µg Jod, 800 µg Zink, 146 kcal / 613 kJ)

Mittagessen: **Fischfilet mit Currysahne**
200 g Kartoffeln
150 g Schellfisch, gewürfelt
1 TL Zitronensaft
Jodsalz, Pfeffer
1 Zwiebel, fein gewürfelt (50 g)
100 g Apfel, gewürfelt
1 TL Pflanzenöl
$^1/_2$ TL Curry
100 ml Instanthühnerbrühe
1 TL Crème fraîche (40 % Fett)

Die Kartoffeln waschen und in Wasser garen. Den Schellfisch mit Zitronensaft vermengen, mit Jodsalz und Pfeffer würzen. Zwiebel

und Apfel in Pflanzenöl anbraten, den Fisch dazugeben und ca. 5 Minuten garen. Alles mit Curry abschmecken und mit Hühnerbrühe aufgießen, Crème fraîche unterheben. Die Kartoffeln pellen und zum Fisch servieren.
(316 µg Jod, 2470 µg Zink, 447 kcal / 1878 kJ)

Nachmittags:
1 mittelgroßer Apfel
(6 µg Jod, 360 µg Zink, 75 kcal / 315 kJ)

Abendessen: Radieschenrohkost mit Kresse, Tomatenbrot
1 Bund Radieschen, in Scheiben geschnitten (80 g)
1 EL Pflanzenöl
1 EL Zitronensaft
1 EL Wasser
Jodsalz
$^{1}/_{2}$ Kästchen Kresse
1 Scheibe Mehrkornbrot (45 g)
1 TL Halbfettmargarine (5 g)
1 Tomate, in Scheiben geschnitten (50 g)

Die Radieschen in eine Schüssel geben. Aus Pflanzenöl, Zitronensaft, Wasser und Jodsalz eine Marinade anrühren und über die Radieschen verteilen, mit Kresse bestreut servieren. Das Mehrkornbrot mit Halbfettmargarine bestreichen und mit Tomatenscheiben belegen.
(7 µg Jod, 925 µg Zink, 255 kcal / 1071 kJ)

Gesamtbilanz:
343 µg Jod, 6515 µg Zink, 1173 kcal / 4927 kJ

Der Tip: *Eine neue Eßkultur*
Wir essen zu schnell, zu oft, zu spät. Das belastet den Darm und schwächt die Abwehr. Hier einige Tips, wie Sie es gar nicht soweit kommen lassen:
• Essen Sie regelmäßig und nicht zu spät am Abend.
• Essen Sie mit Muße und Genuß. Lassen Sie sich Zeit.

- Essen Sie nicht nebenbei, sondern konzentrieren Sie sich auf die Mahlzeit.
- Kauen Sie gründlich und pflegen Sie Ihre Zähne.
- Lassen Sie dem Darm zwischen den Mahlzeiten ausreichend Zeit zum Arbeiten.
- Trinken Sie reichlich.

Dreizehnter Tag: Eisen

Steckbrief: Eisen

Allgemeines: Der menschliche Körper enthält etwa so viel Eisen wie ein mittelgroßer Nagel. Es färbt Blut und Muskeln rot.
Tagesbedarf: Kinder 8–10 mg, Erwachsene 10–15 mg.
Wirkungen: Transportiert den Sauerstoff im Blut, ist Teil zahlreicher Enzyme und entgiftet.
Mangelerscheinungen: Müdigkeit, Antriebsschwäche, Kreislaufstörungen; blasse Haut, brüchige Fingernägel und Appetitlosigkeit.
Vorkommen: Innereien, Fleisch, verschiedene Gemüse, Getreide, Hülsenfrüchte.
Anmerkungen: Vitamin C und tierisches Eiweiß fördern die Resorption von Eisen, Pflanzennahrung und Gerbstoffe in Kaffee und Schwarztee wirken sich hemmend auf sie aus.

Rezepte

Frühstück:
1 Scheibe Vollkornbrot (45 g)
1 TL Halbfettmargarine (5 g)
1 Scheibe Corned beef (30 g)
1 Gewürzgurke(20 g)
$^1/_2$ Grapefruit rosé, Tee

Das Vollkornbrot mit Halbfettmargarine bestreichen und mit Corned beef belegen, die Gewürzgurke sowie die Grapefruit dazu essen.
(2,3 mg Eisen, 1705 µg Zink, 196 kcal / 823 kJ)

Zwischenmahlzeit:
150 g Magerquark
Mineralwasser
Jodsalz
Pfeffer
$^1/_2$ Kästchen Kresse

Den Magerquark mit Mineralwasser glattrühren, mit Jodsalz und Pfeffer abschmecken. Vorsichtig Kresse unterheben.
(1,4 mg Eisen, 855 µg Zink, 115 kcal / 483 kJ)

Mittagessen: Hackfleischauflauf mit Chinakohlsalat
100 g Rinderhackfleisch
$^1/_2$ Zwiebel, fein gewürfelt (25 g)
2 EL Magerquark (60 g)
Cayennepfeffer
Curry, Paprika, Thymian
Jodsalz
2 TL Margarine (10 g)
100 g Kartoffeln, gekocht, gepellt und in Scheiben geschnitten
1 Tomate, in Scheiben geschnitten (50 g)
50 ml Tomatensaft
3 EL Joghurt (45 g, 1,5 % Fett)
1 TL Zitronensaft
Jodsalz, Pfeffer
150 g Chinakohl, in Streifen geschnitten
$^1/_2$ Kästchen Kresse

Aus Hackfleisch, Zwiebeln, Quark und Gewürzen einen Teig zubereiten. Eine feuerfeste Form mit Margarine einfetten und den Boden mit Kartoffelscheiben belegen. Die Fleischmasse gleichmäßig darauf verteilen, darüber die Tomatenscheiben geben. Mit Tomatensaft übergießen und im vorgeheizten Backofen bei 250 °C ca. 30 Minuten backen. Aus Joghurt, Zitronensaft, Jodsalz und Pfeffer eine Marinade anrühren, über den Salat geben und mit Kresse bestreuen.
(6,2 mg Eisen, 6092 µg Zink, 470 kcal / 1974 kJ)

Nachmittags:
1 mittelgroße Birne
(0,6 mg Eisen, 345 µg Zink, 80 kcal / 336 kJ)

Abendessen: Broccolisalat
250 g Broccoli, in kleine Röschen zerteilt
Jodsalz, 1 EL Pflanzenöl
2 EL Essig,
Wasser
1 Knoblauchzehe, durchgepreßt
Pfeffer
2 Tomaten, enthäutet und gewürfelt (100 g)
1 TL Parmesan, gerieben (10 g)
$1/4$ Bund Petersilie, fein gewiegt
1 Scheibe Vollkorntoast (30 g)

Den Broccoli in Salzwasser blanchieren. Aus Pflanzenöl, Essig,
Wasser und Knoblauch eine Marinade anrühren, mit Jodsalz und
Pfeffer abschmecken. Die Marinade über den Broccoli geben und
ziehen lassen. Zum Schluß die Tomatenwürfel unterheben und mit
Parmesan und Petersilie bestreuen.
(7,5 mg Eisen, 3990 µg Zink, 357 kcal / 1499 kJ)

Gesamtbilanz:
18 mg Eisen, 12987 µg Zink, 1218 kcal / 5115 kJ

Der Tip: *Erkältung im Anflug – was tun?*
- Vorbeugen: Kälte und Nässe verursachen keine Erkältung.
  Aber sie erleichtern den Viren den Zutritt in den Körper – schüt-
  zen Sie sich also davor. Kalte Füße fördern das Austrocknen.
- Wenn Sie ausgekühlt sind, hilft Ihnen alles, was warm macht: ein
  heißes Vollbad, anschließend eine heiße Suppe oder Brühe und
  ab ins Bett – dazu ein warmer Tee und eine Wärmeflasche an
  den Füßen. Wenn das nicht geht, lassen Sie reichlich warmes
  Wasser über Ihre Arme laufen, packen Sie Ihre Füße ein. Eine
  Extradosis Zink kann die Erkältung vielleicht noch verhindern.

- Erstes Symptom trockene Nase: Halten Sie Ihre Nase feucht. Mehrmals täglich mit warmem Wasser oder Salzwasser ($^1/_2$ Teelöffel Kochsalz auf $^1/_2$ Liter Wasser) ausspülen.
- Die Nase läuft: Es hat Sie erwischt, und Sie müssen viel trinken. Das fördert den Heilungsprozeß, verflüssigt die Sekrete und hilft, die Viren auszuschwemmen.

Vierzehnter Tag: Selen

Steckbrief: Selen

Allgemeines: Trägt entscheidend zur Vorbeugung von Krankheiten bei.

Tagesbedarf: Erwachsene 20–100 µg; für Kinder liegen noch keine Werte vor.

Wirkungen: Teil von Entgiftungsenzymen.

Mangelerscheinungen: Herzstörungen.

Vorkommen: Innereien, Fisch, Eier, Nüsse und Samen, Selenhefen, Reis, Getreide.

Anmerkungen: Der Selengehalt hängt direkt vom Selenvorkommen im Boden ab. Zum Schutz vor Krankheiten benötigen Sie die doppelte Tagesdosis.

Rezepte

Frühstück:

1 Scheibe Mehrkornbrot (45 g)
1 TL Halbfettmargarine (5 g)
1 Scheibe Corned beef (30 g)
50 g Salatgurke, gehobelt
200 ml Tomatensaft
$^1/_2$ Grapefruit rosé
Kaffee oder Tee

Das Mehrkornbrot mit Halbfettmargarine bestreichen und mit Corned beef und Gurkenscheiben belegen.
(45 µg Selen, 2137 µg Zink, 249 kcal / 1046 kJ)

Zwischenmahlzeit:
1 mittelgroßer Apfel
(1,5 µg Selen, 360 µg Zink, 75 kcal / 315 kJ)

Mittagessen: Erbsen-Kartoffel-Suppe mit Würstchen
150 g Kartoffeln, in Würfel geschnitten
150 g Erbsen, tiefgekühlt
1 Tasse Wasser, 1 TL Instantgemüsebrühe
Pfeffer, Bohnenkraut
1 Frankfurter Würstchen (50 g)
$^1/_2$ Bund Schnittlauch, in Röllchen geschnitten

Die Kartoffeln und Erbsen in 1 Tasse Wasser und der Gemüsebrühe garen, mit Pfeffer und Bohnenkraut abschmecken. Die Hälfte wegnehmen, pürieren und in den Topf zurückgeben. Die Würstchen in die Suppe geben und miterhitzen. Mit Schnittlauch
bestreuen und servieren.
(33 µg Selen, 2213 µg Zink, 382 kcal / 1604 kJ)

Nachmittags:
2 Müslizwiebäcke (20 g)
1 EL Magerquark (30 g)
1 TL Konfitüre (10 g)

Die Müslizwiebäcke mit Magerquark und Konfitüre bestreichen.
(200 µg Zink, 143 kcal / 601 kJ)

Abendessen:
Krabbencocktail, Vollkorntoast mit Lachsschinken
1 Blatt Eisbergsalat, 100 g Krabben, abgetropft
1 TL Zitronensaft
1 EL saure Sahne (15 g, 10 % Fett)
Jodsalz, Pfeffer
1 TL Petersilie, fein gewiegt
2 Scheiben Vollkorntoast (60 g)
2 TL Halbfettmargarine (10 g)
2 Scheiben Lachsschinken (40 g)

Eine Schüssel mit dem Salatblatt auslegen und die Krabben unter fließendem Wasser abspülen. Aus Zitronensaft, saurer Sahne, Jodsalz und Pfeffer eine Sauce anrühren, unter die Krabben heben und mit Petersilie bestreuen. Den Vollkorntoast mit Halbfettmargarine bestreichen und mit Lachsschinken belegen.

(74 µg Selen, 4900 µg Zink, 297 kcal / 1247 kJ)

<u>Gesamtbilanz:</u>
153,5 µg Selen, 9810 µg Zink, 1146 kcal / 4813 kJ

Der Tip: *Leben, Lieben, Lachen – das sind drei frohe Sachen*
Lassen Sie es sich gutgehen, sorgen Sie für möglichst wenig Ärger und viel Freude – dann wird auch Ihre Abwehr stimmen.

Anhang

Zinkgehalt verschiedener Lebensmittel

(Angaben in Milligramm Zink pro 100 Gramm)

Milch und Milchprodukte	
Buttermilch	0,37 mg/100 g
Joghurt, 1,5 % Fett	0,36 mg/100 g
Joghurt, 3,5 % Fett	0,45 mg/100 g
Kondensmilch	0,8 mg/100 g
Magermilch	0,35–0,4 mg/100 g
Sahne, 10 % Fett	0,3 mg/100 g
Schafmilch	0,47 mg/100 g
Speisequark	0,5 mg/100 g
Vollmilch	0,35–0,4 mg/100 g
Ziegenmilch	0,26 mg/100 g

Käse	
Camembert, 45 % Fett	0,31 mg/100 g
Chester	4 mg/100 g
Edamer	1–11 mg/100 g
Edelpilzkäse	4,1 mg/100 g
Emmentaler	4,6 mg/100 g
Gouda	3,9 mg/100 g
Limburger	2,1 mg/100 g
Parmesan	0,3 mg/100 g
Tilsiter	3,5 mg/100 g

Ei	
Eigelb	3,8 mg/100 g
Eiklar	0,02 mg/100 g
	1,35 mg/100 g

Butter	0,23 mg/100 g

Fisch und Meeresfrüchte	
Aal	1,8 mg/100 g
Auster	6,5–160 mg/100 g
Dorsch	0,5 mg/100 g
Felchen	1,5 mg/100 g

Forelle	0,5 mg/100 g
Garnele	2,1 mg/100 g
Hecht	0,7 mg/100 g
Hering	0,9 mg/100 g
Hummer	1,5 mg/100 g
Kabeljau	0,5 mg/100 g
Karpfen	0,9 mg/100 g
Kaviar	1 mg/100 g
Lachs	0,8 mg/100 g
Miesmuschel	2,7 mg/100 g
Sprotte	1,3 mg/100 g
Thunfisch	0,75 mg/100 g
Zander	0,8 mg/100 g

Geflügel	
Ente	1,8 mg/100 g
Huhn	1 mg/100 g
Hühnerleber	3,2 mg/100 g
Truthahn	1,8–2,4 mg/100 g

Fleisch	
Hammel	2,3 mg/100 g
Kalb:	
Filet	4,3 mg/100 g
Leber	8,4 mg/100 g
Muskelfleisch	3 mg/100 g
Rind:	
Corned beef	5 mg/100 g
Filet	3,6–4,4 mg/100 g
Keule	3,3 mg/100 g
Leber	5 mg/100 g
Lende	3,1 mg/100 g
Muskelfleisch	4,2 mg/100 g
Roastbeef	2,5 mg/100 g

Schwein:	
Filet	3,6 mg/100 g
Kamm	2,8 mg/100 g
Kotelett	1,4 mg/100 g
Leber	6 mg/100 g
Muskelfleisch	2 mg/100 g
Nieren	2,7 mg/100 g
Schulter	3,5 mg/100 g

Getreide und Getreideprodukte

Brötchen	1,1 mg/100 g
Cornflakes	0,3 mg/100 g
Eiernudeln	1,6 mg/100 g
Gerstenkorn	2,5 mg/100 g
Haferflocken	4 mg/100 g
Haferkorn	4,5 mg/100 g
Hirse	1,8 mg/100 g
Knäckebrot	3,1 mg/100 g
Mais	0,6–2,5 mg/100 g
Reis, poliert	0,5 mg/100 g
Reis, unpoliert	1,5 mg/100 g
Roggen, ganzes Korn	3,9 mg/100 g
Roggenbrot	1,2 mg/100 g
Roggenmehl Type 815	1,5 mg/100 g
Sonnenblumenkerne	5 mg/100 g
Toastbrot	0,6 mg/100 g
Weißbrot	0,7 mg/100 g
Weizen, ganzes Korn	2,7 mg/100 g
Weizenkeime	12 mg/100 g
Weizenkleie	13 mg/100 g
Weizenmehl, Type 1700	1–1,5 mg/100 g
Weizenmehl Type 1050	0,6–1,5 mg/100 g
Weizenmehl Type 405	0,3–0,6 mg/100 g
Weizenmischbrot	3,5 mg/100 g
Weizenvollkornbrot	1,6–2,1 mg/100 g
Zucker	0,1 mg/100 g

Gemüse und Hülsenfrüchte

Blumenkohl	0,23 mg/100 g
Broccoli	0,6 mg/100 g
Chicorée	0,16 mg/100 g
Endiviensalat	0,35 mg/100 g
Erbsen, getrocknet	3,4 mg/100 g
grüne Bohnen	0,34 mg/100 g
grüne Erbsen	0,65 mg/100 g
grüner Salat	0,4 mg/100 g
Grünkohl	0,3 mg/100 g
Gurke	0,2 mg/100 g
Kartoffeln	0,2–0,3 mg/100 g
Kichererbsen	3,5 mg/100 g
Kohlrabi	0,26 mg/100 g
Kopfsalat	0,22 mg/100 g
Lauch	0,3 mg/100 g
Linsen, getrocknet	4 mg/100 g
Mais	0,6 mg/100 g
Meerrettich	1,4 mg/100 g
Möhren	0,3 mg/100 g
Paprikaschote	0,18 mg/100 g
Petersilie	1 mg/100 g
Radieschen	0,16 mg/100 g
Rosenkohl	0,6 mg/100 g
rote Rüben	0,59 mg/100 g
Sellerie	0,4 mg/100 g
Sojabohnen	4,1 mg/100 g
Spargel	0,4 mg/100 g
Spinat	0,6 mg/100 g
Tomaten	0,17 mg/100 g
Weiße Bohnen	3 mg/100 g
Weißkohl	0,2 mg/100 g
Zucchini	0,26 mg/100 g
Zwiebel	0,2 mg/100 g
Sonstige Gemüse	0,2–0,6 mg/100 g

Pilze

Steinpilze	0,7 mg/100 g
Pfifferlinge	0,65 mg/100 g
Champignons	0,54

Obst

Apfel	0,1 mg/100 g
Avocado	0,4 mg/100 g
Banane	0,21 mg/100 g
Brombeeren	0,2 mg/100 g
Erdbeeren	0,27 mg/100 g
Feige	0,24 mg/100 g
Johannisbeeren	0,2–0,3 mg/100 g

Kirsche	0,07 mg/100 g
Orange	0,1 mg/100 g
Pfirsich	0,15 mg/100 g
Preiselbeeren	0,2 mg/100 g
Stachelbeeren	0,15 mg/100 g
Wassermelone	0,28 mg/100 g

Nüsse

Erdnuß	3 mg/100 g
Haselnuß	1,9 mg/100 g
Mandel	2,2 mg/100 g
Marone	2,8 mg/100 g
Paranuß	4 mg/100 g
Walnuß	2,7 mg/100 g

Weiteres

Bier	0,02 mg/100 g
Bierhefe, getrocknet	8 mg/100 g
Honig	0,35 mg/100 g
Kaffee	0,7 mg/100 g
Kakaopulver	5,7 mg/100 g
Rotwein	0,15 mg/100 g
Schokolade	2 mg/100 g
Schwarzer Tee	3,2 mg/100 g
Weißwein	0,2–0,3 mg/100 g

Literatur

Bertelsmann Stiftung (Hrsg.): *Mineralstoffe und Spurenelemente*, Gütersloh: Verlag Bertelsmann Stiftung 1992

Elmadfa, Ibrahim, Waltraute Aign, Erich Muskat und Doris Fritzsche: *Die große GU Nährwert Kalorien Tabelle*, München: Graefe und Unzer 1997

Grüngreiff, Kurt: *Zink – Bedeutung in der ärztlichen Praxis*, Seeheim-Jugenheim: Innovations-Verlags-Gesellschaft 1994

Lohmann, Maria: *Lexikon der Normalwerte*, Augsburg: Midena Verlag 1998

Mohnert, Hermann: *Nachtkerzenöl, das Allheilmittel der Indianer*, München: Wilhelm Heyne Verlag 1999

Pfendtner, Ingrid: *Jung und vital durch Darmreinigung*, Augsburg: Midena Verlag 1998

Register

HEYNE BÜCHER

Sanft
Heilen

**Jeder Band mit 4seitigem Farbteil
Jeder Band nur DM 8,-/öS 58,-/sFr 8,-**

Heyne - Taschenbücher